CELÍACOS. SE DESCUBREN NUEVOS CAUSANTES DE LA ENFERMEDAD.

Los cereales no son los únicos protagonistas

Andrea Helena Passera

Doctora en Medicina, egresada de la Facultad de Medicina de la Universidad Nacional de Córdoba. Luego de realizar la Residencia Médica en Pediatría en El Hospital de Niños de la Santísima Trinidad, se desempeñó en un proyecto de Investigación sobre Enfermedad Celíaca en la Cátedra de Microscopía Electrónica de la UNC. Actualmente trabaja como Médica Especialista en Pediatría en el Sanatorio Allende de la Ciudad de Córdoba.

ISBN-13: 978-1541129764

ISBN-10: 1541129768

A Dios, fuente de mi fortaleza, a mis hijos Francisco y Facundo, a mi esposo Fernando y a mis padres, que me acompañan com amor en mis sueños y proyectos, y a mi hermano Ricardo, quien me enseñó a estudiar.

ÍNDICE

AGRADECIMIENTOS

Especialmente al Prof. Dr. Agustín Aoki, quien fue mi Director de tesis y me transmitió sus conocimientos para poder realizar mi trabajo, supervisó y guió para la redacción de los contenidos, a la Dra. Claudia Palmieri, uma gran amiga que desinteresadamente me acompañó cada vez que ló necesitaba, durante la experimentación en laboratorio y con valiosos consejos para la investigación y redacción. Al Dr. Mario Passera, mi padre, a quien tengo gran admiración y me transmitió sus conocimientos en alergia alimentaria, área en que lo considero un gran pionero.

También a los miembros de la comisión de tesis: Prof. Dra. Elsa Margarita Orgnero y al Prof. Dr. Daniel Quiroga, a la Prof. Dra. Ruth Fernandez, por su evaluación y a todos los miembros del Centro de Microscopía Electrónica que trabajan en equipo para que estos proyectos se hagan realidad, entre ellos, la Prof. Dra. Patrícia Pons, Prof. Dra. Alicia Torres, Dra. Cristina Maldonado, y un equipo maravilloso de otros médicos, bioquímicos, biólogos y técnicos que hicieron que esto fuera posible. Gracias. A Cecilia De la Veja, excelente escritora y amiga, por sus consejos, y a la familia Allende, fundadora de la Institución donde hoy desempeño mi labor diaria, por incentivar a los médicos a buscar el continuo perfeccionamiento.

ABREVIATURAS

AG anticuerpos antigliadina, AE anticuerpos antiendomisio, EC enfermedad celíaca, °C grados centígrados, ELISA inmunoensayo ligado a enzima, fig figura, g gramo, h hora, MLAR microscopía de luz de alta resolución, Ig inmunoglobulina, ml mililitro, nm nanómetro, ug microgramo, ul microlitro, um micrómetro.

PRÓLOGO

La enfermedad celíaca encierra un entramado de complejidades que se hacen tangibles en la primera dificultad, el diagnóstico. Llegué a la consulta con la Dra. Passera —hoy Andrea, una querida amiga— en un estado de desconcierto y angustia tal que solo podía pensar en una cosa. Sentía que yo, como mamá, estaba haciendo todo mal. Desde hacía años con mi esposo indagábamos, de consultorio en consultorio, por el estado de salud de nuestros hijos. Tres varoncitos, en aquel momento de 6, 4 y 2 años, con síntomas variados pero mucho en común: los chicos no crecían bien, no se sentían bien. Nuestros hijos se enfermaban de manera recurrente y se veían grises.

Así iniciamos con Andrea un riguroso protocolo de análisis, estudios y restricciones alimentarias que desembocó en el diagnóstico general de alergia a la proteína de leche de vaca para los tres chicos y de enfermedad celíaca para los dos menores. "Predisposición genética", "intolerancias cruzadas", me explicaba la Dra. Passera con ese profesionalismo y humanidad que la definen. Mis tres hijos dejaron de consumir lácteos y carne de vaca y los dos más chiquitines comenzaron con la dieta libre de gluten. El diagnóstico de los chicos derivó en otra revelación: yo también era celíaca. Al poco tiempo, luego de hacerme los estudios, me sumé a la dieta sin T.A.C.C. (sin trigo, avena, cebada y centeno) de los chicos. La enfermedad celíaca no tiene cura. Lo sabemos. Sin embargo, nosotros no nos consideramos "enfermos" porque nunca lo vimos de esa manera. Nuestros hijos menores son "sin T.A.C.C.", como suelen presentarse ante la gente. Hoy, con su dieta, los chicos están sanos y llenos de color. Entender qué les pasaba, ajustarnos a su forma de ser, les cambió la vida a ellos y a toda la familia.

El libro que tengo el honor de presentar hoy nos ayuda a entender mejor las implicancias de la celiaquía. Y la posibilidad de entender nos permite actuar, cambiar y mejorar. La enfermedad celíaca no tiene como único responsable a los cereales con glutamina. El trigo, la avena, la cebada y el centeno son solo algunos de los factores, entre otros, que se conjugan en el desarrollo de esta enfermedad. En su investigación la Dra. Passera expone, de manera clara y contundente, sobradas pruebas de que los lácteos y algunos aceites también inciden de manera crucial en la aparición y avance de la enfermedad celíaca.

Comprender que los celíacos se ven afectados no solo por la ingesta de T.A.C.C. nos permite vislumbrar que las consecuencias de la tan mentada "contaminación cruzada", tan temida en general por la comunidad celíaca, puede tener múltiples responsables. El hecho de que un celíaco a dieta estricta libre de gluten continúe experimentando síntomas propios de la enfermedad, o que sus análisis de anticuerpos sigan arrojando resultados positivos, puede no estar vinculado a que haya comido algo "contaminado", como se suele decir, o a que una miga de pan se haya deslizado en su plato, sino que es muy probable que esté sufriendo las consecuencias de ingerir otros alimentos que también contribuyen al desarrollo de la enfermedad.

El trabajo de la Dra. Passera abre nuevos caminos en el estudio de la enfermedad celíaca. Amplía el abanico de factores que se deben considerar para mejorar la calidad de vida de los celíacos y arroja una luz de esperanza en el tratamiento de la celiaquía. Todavía hay mucho por descubrir e investigar sobre esta enfermedad. Existen otras variables en nuestra alimentación, además de los cereales, que los celíacos podemos controlar para sentirnos cada vez mejor. Los caminos no están cerrados, no son finales. Y esto solo puede ser bueno.

María Cecilia De la Vega
Profesora y traductora de Inglés
Docente de la Facultad de lenguas
Universidad Nacional de Córdoba

PRESENTACIÓN

Me encontraba en la fiesta de cumpleaños de Lucía, cuando llegó una compañera con su mamá. Al dejarla, dijo preocupada y con tono enérgico, por favor no permitan que mi hija tome del vaso de otro niño, porque es celíaca. Esas palabras retumbaron en mis pensamientos durante el día y en sueños durante la noche, hasta que una vez, el Dr. Agustín Aoki, gran investigador de nuestra UNC, me motivó a iniciar el camino en la investigación que culminaría con mi Tesis Doctoral. Siempre ejercí como médica especialista en pediatría y si bien trabajar en un laboratorio me asustaba un poco, sentí como creció dentro mío un volcán de entusiasmo, que finalmente se tradujo en el trabajo que quiero compartir en este libro. Obviamente, el tema que elegiría, se motivó en la pregunta continua que me hago…¿Puede una miga de pan cambiar el estado de un paciente celíaco o hay otros elementos de la dieta que acompañan al gluten en la producción de la enfermedad?

La fisiopatogenia de la enfermedad celíaca (EC) ha sido y es el objetivo de numerosas investigaciones; sin embargo, existen aún muchas incógnitas sin resolver. En la última década se establecieron nuevos conceptos relacionados con la edad de aparición de los síntomas, las formas de presentación y la incidencia de la enfermedad. El factor causante de la EC es atribuído generalmente a la toxicidad de las prolaminas que contiene el trigo. En la actualidad también se discute si la avena es tóxica o no para el celíaco, y este es un tema que diferentes grupos de investigación están intentando dilucidar.

En esta Tesis de Doctorado se estudió la participación de la avena en la patogénesis de la enfermedad celíaca, comparándola con los efectos producidos por el trigo. También se examinó el rol de los aceites vegetales y de las proteínas de la leche de vaca en la inducción de los cambios histopatológicos del intestino que se presentan en la EC. Con este objetivo se desarrolló un modelo experimental en animales de laboratorio en el que se reprodujeron las típicas lesiones intestinales mediante la sensibilización a las proteínas causantes de la EC y su comportamiento ante los desafíos de antígenos específicos y la exclusión de los componentes tóxicos de la dieta.

La sensibilización inmunogénica provocada fue similar tanto para la avenina como la gliadina, demostrándose además una reactividad cruzada entre gliadina y avenina en los animales desafiados con avena y gluten.

La modificación del tipo y calidad de grasa de la dieta también influyeron en el grado de intensidad de las lesiones intestinales. El uso de aceite de oliva de alta calidad exhibe un efecto protector sobre la mucosa intestinal al disminuir el edema y la infiltración inflamatoria.

La exclusión de leche vacuna de la dieta también contribuyó significativamente en la prevención de las alteraciones histológicas. Es de resaltar que estos resultados experimentales extrapolados a pacientes con EC permitieron revertir la sintomatología de la enfermedad y la negativización de los anticuerpos antigliadina , antiendomisio e inclusive los atitransglutaminasa tisular mientras consumían gluten.

Nuestros resultados sugieren que los cereales pueden no ser los únicos protagonistas en la patogénesis de la enfermedad celíaca, sino que otros elementos de consumo frecuente podrían potenciar la sensibilización producida por las prolaminas. En este marco la validación de un protocolo de sensibilización de un modelo animal experimental reproducible cobra gran importancia y abre puertas a futuras investigaciones.

INTRODUCCIÓN

La enfermedad celíaca se caracteriza por una sintomatología compleja que incluye fallo de crecimiento, diarrea, irritabilidad, vómitos, anorexia, heces malolientes, dolor abdominal, apetito excesivo, prolapso rectal y signos físicos como estatura y peso por debajo del percentil 25, atrofia muscular, edemas, acropaquías, meteorismo, estomatitis recurrentes, déficit de vitamina K, infecciones respiratorias frecuentes y palidez (62). En algunos casos, presenta asociaciones clínicas con el Síndrome de Down (28), la Diabetes Mellitus (52), la Dermatitis Herpetiforme (44) y disturbios neurológicos tales como esquizofrenia, epilepsia y calcificaciones intracraneales (19).

En la patogenia de la enfermedad celíaca no sólo está involucrada la toxicidad de ciertas proteínas de los cereales, sino también factores ambientales. Esta observación está avalada por una discordancia del 30% en gemelos univitelinos, y del 70% entre hermanos con HLA idéntico. La variabilidad en la edad de comienzo entre hermanos ha sido atribuida a la existencia de varios factores disparadores sintomáticos como la diarrea, el embarazo, las intervenciones quirúrgicas y el uso de algunos antibióticos. Un 10% de parientes de primer grado presentan daño asintomático y la asociación con determinados antígenos leucocitarios humanos tales como HLA-B8, D/DR3, D/DR7, D/Qw2, y D/Q8 (62).

Existen otras causas que alteran la mucosa del intestino delgado y que abren un abanico de diagnósticos diferenciales con la enfermedad celíaca, dentro los cuales están comprendidos: la intolerancia al gluten, la enteropatía sensible a la leche de vaca, la intolerancia a las proteínas de soja, y otras intolerancias alimentarias transitorias, la gastroenteritis y síndromes postgastroenteritis, giardiasis, enteropatías autoinmunes, la hipo-gamaglobulinemia adquirida, el sprue tropical y la malnutrición proteico energética.

La adecuada caracterización de síntomas y signos de la enfermedad celíaca para un correcto diagnóstico se puede complementar con la detección de marcadores inmunológicos: anticuerpos antigliadina IgA e IgG, anticuerpos antiendomisio IgA e IgG por TIFI y anticuerpos antitransglutaminasa tisular, que revisten la eficacia de los antiendomisio, tomando la ventaja metodológica que ha introducido la aplicación de las técnicas cuantitativas de ELISA. Finalmente los cambios anátomo-patológicos de biopsias de la mucosa intestinal muestran aumento de linfocitos intraepiteliales, infiltrado inflamatorio de la lámina propria, actividad macrofágica y aumento de citoquinas. Además el tejido puede exhibir atrofia total o parcial de las vellosidades y alargamiento de las criptas que fueron caracterizados y clasificados por Marsh (33). Esta clasificación es la que se utiliza hoy como base para una nomenclatura estandarizada de las lesiones que van desde el grado 0, preinfiltrativa o mucosa normal, el grado 1 con infiltrado linfocitario epitelial (más de 30 linfocitos intraepiteliales cada 100 enterocitos), grado 2 en la que se agrega una hiperplasia y aumento de profundidad de las criptas, grado 3 o atrófica con aplanamiento de la mucosa, hasta el grado 4 con una mucosa hipoplásica.

Reseña histórica de la enfermedad celíaca:

100 años d.C. Areteo de Cappadocia (8) describió por primera vez la diátesis celíaca.

1760 Jean Astruc (6) calificó como de celíaca a una diarrea particular con heces que presentan un quilo lechoso que no podría ser absorbido por el intestino.

1888 Samuel Gee (18) describió la "enfermedad celíaca" en un grupo de niños de 1 a 5 años de edad que presentaban desnutrición.

1935 THEH Thaysen (53) identificó la enfermedad en adultos.

1953 WM Dicke (12) observó que con el racionamiento del consumo de trigo durante la segunda guerra mundial disminuyó la incidencia de "Esprue Celíaco". Posteriormente cuando se normalizó la provisión de trigo la enfermedad volvió a presentarse, confirmando así la importancia de este cereal en la génesis de la enfermedad. Junto a Van de Kamer estandarizaron la dieta para el tratamiento de la enfermedad.

1954 JW Paulley (38) describió la lesión intestinal característica, asociando la enfermedad con la atrofia de las vellosidades intestinales y el alargamiento de las criptas. Resaltó la exclusión de la dieta del trigo cebada y centeno como principio terapéutico, confirmando la intolerancia al gluten.

1965 WC McDonald (30) sugirió un patrón de herencia autosómica dominante con penetrancia incompleta.

1970 GW Meeuwisse (35) implementó para la validación diagnóstica de la enfermedad el estudio de tres biopsias consecutivas. La primera frente a la sospecha diagnóstica, la segunda después de la supresión del gluten y la tercera luego de una reintroducción el gluten para confirmar su toxicidad.

1984-1989 C Ribes-Konickx (45) y TP Chorzelski (15) caracterizaron los anticuerpos antigliadina y antiendomisio respectivamente, ambos con valor patognomónico.

1991 Surge un gran interés por la asociación con determinados antígenos HLA (3).

1997 W Dietrich y colaboradores (13) identificaron parte de la enzima transglutaminasa como componente de la estructura química del endomisio y como un autoantígeno específico de la enfermedad celíaca cerrando el círculo de la fisiopatología autoinmune de la enfermedad. Pusieron énfasis en el rol de la zonulina en la absorción y en el aumento de la permeabilidad intestinal.

Concepto de enfermedad celíaca:

La enfermedad celíaca puede ser definida como una enfermedad genética, mediada inmunológicamente y caracterizada por un desorden de la mucosa del intestino delgado proximal asociado con una intolerancia permanente al gluten que conduce a un síndrome de mala absorción y finalmente a una enfermedad gastrointestinal. Con la eliminación del gluten de la dieta se produce remisión clínica y retorno de la mucosa a la normalidad (62).

Los granos de los cereales constan esencialmente de un embrión, localizado en el centro de la semilla, a partir del cual se puede desarrollar una nueva planta, el endospermo, que envuelve el embrión y contiene la reserva de almidón y proteínas necesarios para su desarrollo, y una cubierta seminal, con alto contenido de fibra, que recubre y protege a ambos y que está formada por la capa de aleurona, el salvado y la cascarilla. (Figura 1).

La distribución de estos componentes en el grano de trigo se ilustra en el siguiente esquema.

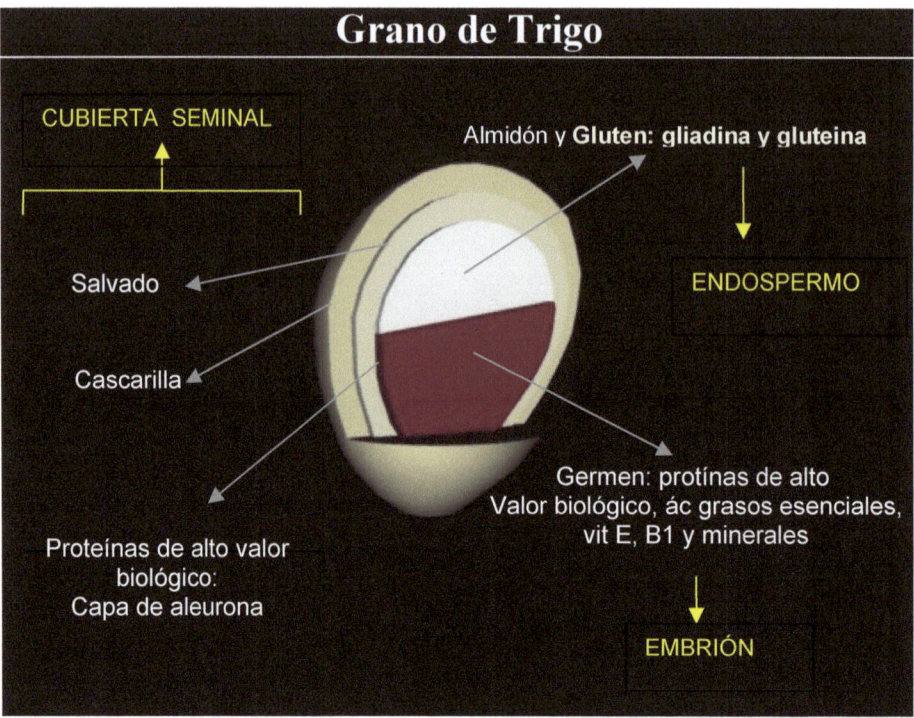

Figura 1. Esquema que representa la composición de un grano de trigo.

La mayor parte de las proteínas del maíz y del trigo contenidas en el endospermo son glutelinas, solubles en álcalis y ácidos diluidos y prolaminas, solubles en soluciones alcohólicas (16). El contenido de prolaminas es muy bajo en la avena y el arroz.

La harina del trigo se obtiene principalmente a partir del endospermo, donde un 85% corresponde a gliadina (prolamina) y gluteina (glutenina) en una relación aproximada de 1:1 (Figura 2). La toxicidad en la enfermedad celíaca es causada principalmente por las prolaminas. Éstas fueron relacionadas y caracterizadas por su alto contenido de glutamina y prolina y sus numerosos componentes proteicos pueden ser agrupados en tipo-ω y tipo-γ, mientras que la gliadina tiene un tipo-α adicional. La fracción tóxica del cereal para el celíaco es el dominio N-terminal con una secuencia repetitiva de aminoácidos rica en glutamina, prolina y aminoácidos aromáticos, mientras que el dominio C-terminal con una composición de aminoácidos más usual no tiene secuencia repetitiva (63, 64).El grupo de trabajo de Charbonier y col. (9) relacionó la toxicidad, en forma particular, con las alfa y beta-gliadinas y otros péptidos con pesos moleculares entre 5 y 10.000 daltons. Estas proteínas, constituidas por diferentes especies moleculares poseen propiedades especiales que permiten la formación de una masa elástica y compacta cuando se mezclan con agua. Esta masa conocida como gluten se caracteriza por sus elevados contenidos de glutamina y prolina.

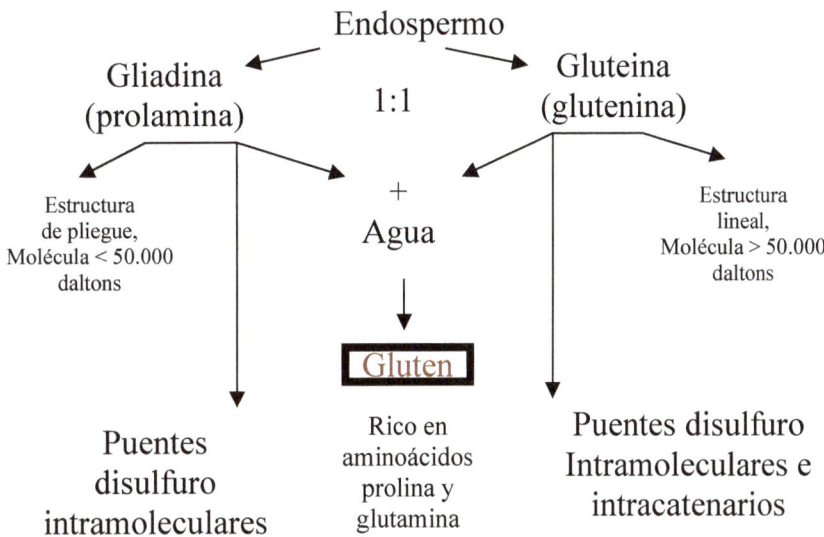

Figura 2. Composición proteica del endospermo.

Las cadenas de polipéptidos del gluten carecen de estructura helicoidal, debido probablemente a la prolina, aminoácido que impide la formación de este tipo de estructura.

La glutenina es una asociación lineal de cadenas de polipéptidos cuyo peso molecular está comprendido entre 20.000 y 100.000 daltons (24).Las subunidades se unen entre sí mediante puentes disulfuros que dan como resultado polímeros de alto peso molecular, entre 50.000 y varios millones de daltons.

La gliadina consiste de unidades relativamente pequeñas y uniformes con plegamientos mantenidos por puentes disulfuro. Los pesos moleculares de las moléculas de gliadina varían entre 16.000 y 50.000 daltons. Los puentes disulfuros influyen entre otras cosas en la extractibilidad de las distintas fracciones proteicas del gluten (65). La hidratación de la gliadina favorece la formación de una masa fluida y viscosa, extensible pero poco elástica y en realidad es la que determina el volumen final del pan de harina de trigo.

En la avena la proteína principal es la avenina, que puede ser extraída por su solubilidad en alcohol etílico.

El maíz está formado por una prolamina, la ceína, y la glutelina, una mezcla de proteínas de distinto peso molecular unidas entre sí por puentes disulfuro formando complejos que perturban notablemente el proceso de la molienda (16).

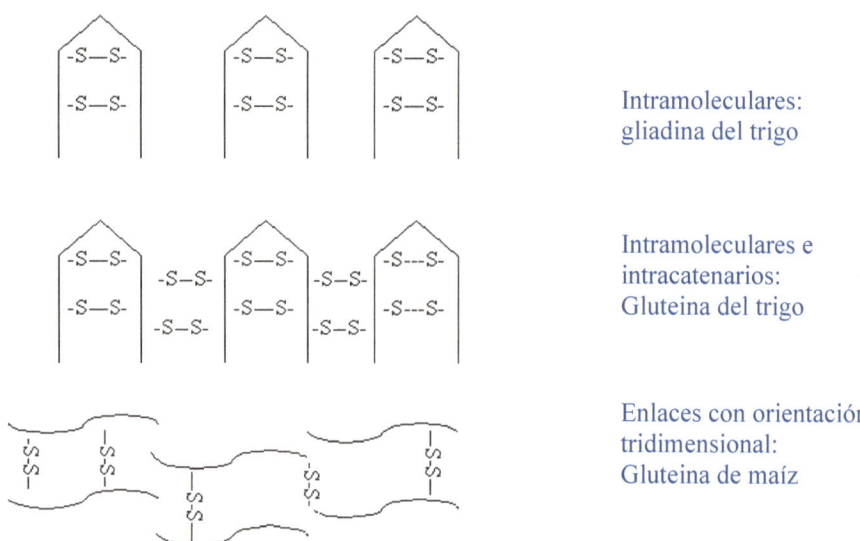

Figura 3. Puentes disulfuro en las proteínas de cereales.

Las prolaminas del trigo, cebada y centeno presentan grupos con una alta homología estructural. Si bien la avena ha sido considerada durante años como uno de estos cereales con constituyentes tóxicos, su participación en la patogénesis de la enfermedad celíaca fue cuestionada por algunos autores (22, 46, 55, 51, 23). La fisiopatogenia de la enfermedad celíaca ha sido estudiada extensamente, sin embargo, existen aún muchas incógnitas sin resolver y la dilucidación de las mismas es crítica para lograr un tratamiento específico. Por esta razón es muy importante el aporte de modelos experimentales que permitan una mejor interpretación del comportamiento de la mucosa intestinal frente al desafío de proteínas inmunogénicas y las modificaciones que puedan ser introducidas en el estado inmunitario en los órganos diana de esos animales. Con este objetivo, estimamos importante investigar las bases celulares del intestino delgado de ratones sometidos a una adecuada inmunización contra las proteínas de cereales inductoras de enfermedad celíaca y su respuesta a desafíos con las proteínas en estudio.

Características de la superficie absortiva del intestino:

El tubo digestivo experimenta, en condiciones normales, un proceso constante de maduración, diferenciación y remodelación de su mucosa. En el caso del intestino delgado, la mucosa está formada por un revestimiento de células epiteliales y un tejido conectivo subyacente que en conjunto conforman las vellosidades intestinales o protrusiones digitiformes de la lámina propria. Ésta, a su vez, comprende la membrana basal, sintetizada conjuntamente por los enterocitos y los miofibroblastos, la matriz extracelular y las células propias del tejido conectivo. Además contiene células del sistema nervioso autónomo y sus prolongaciones, células musculares lisas y del sistema inmune local, elementos vasculares y otras células que sólo residen en él transitoriamente (61). El corion de la mucosa está ocupado por unas glándulas tubulares simples cuyo fondo de saco llega hasta la muscular de la mucosa a la que normalmente nunca atraviesan. Son las glándulas o criptas de Lieberkühn.

Epitelio:

El epitelio es cilíndrico simple y recubre el borde libre de las vellosidades y la superficie de los espacios intervellosos. Está compuesto por:
-   Células superficiales de absorción: las más numerosas del epitelio, de aproximadamente 25µm de longitud con núcleos ovales localizados en el polo basal. Su superficie apical exhibe un ribete en cepillo con microvellosidades de una longitud aproximada de 1µm y cuya superficie libre está cubierta por una capa de glicocálix. Estos elementos forman una estrecha franja continua llamada chapa estriada. Las células re-esterifican los ácidos grasos en triglicéridos, forman los quilomicrones y transportan la mayor parte de los nutrientes absorbidos hacia la lámina propria para su distribución hacia el resto del cuerpo (17). La capa de glicocálix no sólo protege a las microvellosidades contra la autodigestión, sino que sus componentes enzimáticos funcionan en la digestión terminal de los dipéptidos y los disacáridos liberando sus monómeros.

    Las membranas celulares laterales de estas células poseen uniones intercelulares muy elaboradas constituidas por uniones estrechas u ocluyentes (zonula ocludens), adherentes (zonula adherens), desmosomas y uniones comunicantes (nexus o gap) con las células adyacentes. Las uniones estrechas impiden el paso de los materiales circulantes en la luz intestinal por vía paracelular hacia la lámina propria del intestino o desde ésta hacia el lumen. Las diferentes uniones intercelulares del epitelio intestinal están ilustradas en esquema y micrografía electrónica reproducidos a continuación (Figuras 4 y 5).

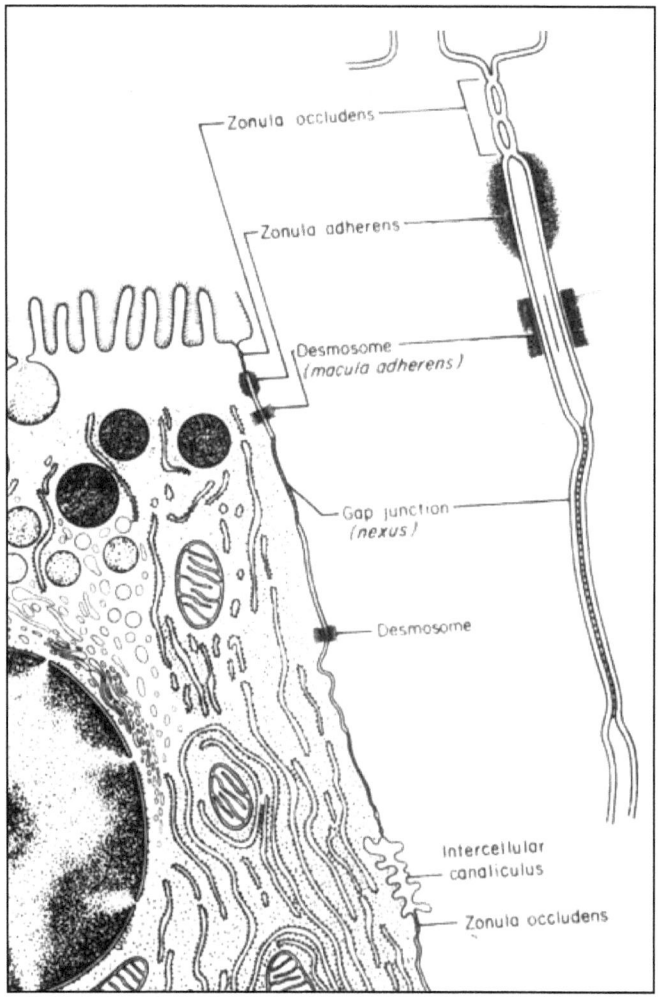

Figura 4. Esquema de las unions intercelulares de células epiteliales reproducido de Don W. Fawcett, A Textbook of Histology Chapman and Hall New York-London 1994.

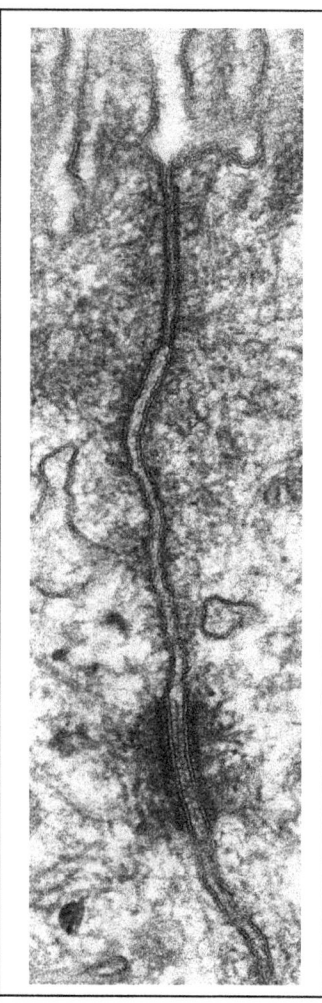

Fifura 5. Microfotografía de los complejos de unión entre dos enterocitos, cedida gentilmente por la Dra. Amalia Passoli de la Rockefeller University y publicada en la revista Cell (39).

- Células caliciformes: son glándulas unicelulares que elaboran mucinógeno, cuya forma hidratada es la mucina, un componente del moco que constituye una capa protectora que se deposita en la superficie luminar de la mucosa intestinal.

- Células enteroendócrinas: tienen una forma piramidal con un vértice angosto y un polo basal ensanchado. En la matriz citoplásmica se detectan gránulos secretorios densos que contienen los productos hormonales sintetizados. Estas células producen serotonina, secretina, colecistoquinina y una sustancia similar al glucagón. También somatotrofina y endorfina.

- Células de Paneth: Se ubican en el fondo de las criptas de Lieberkühn y producen lisozima, una enzima bactericida que desestabiliza la pared de las bacterias.

- Células M: se las ha asimilado al sistema de fagocitos mononucleares; son enterocitos modificados en zonas de nódulos linfoides.

- Células troncales o células madres: se diferencian en absorbentes, caliciformes, enteroendócrinas y Paneth. Tienen intensa actividad mitótica y proliferan para repoblar el epitelio de las criptas, la superficie mucosa y las vellosidades.

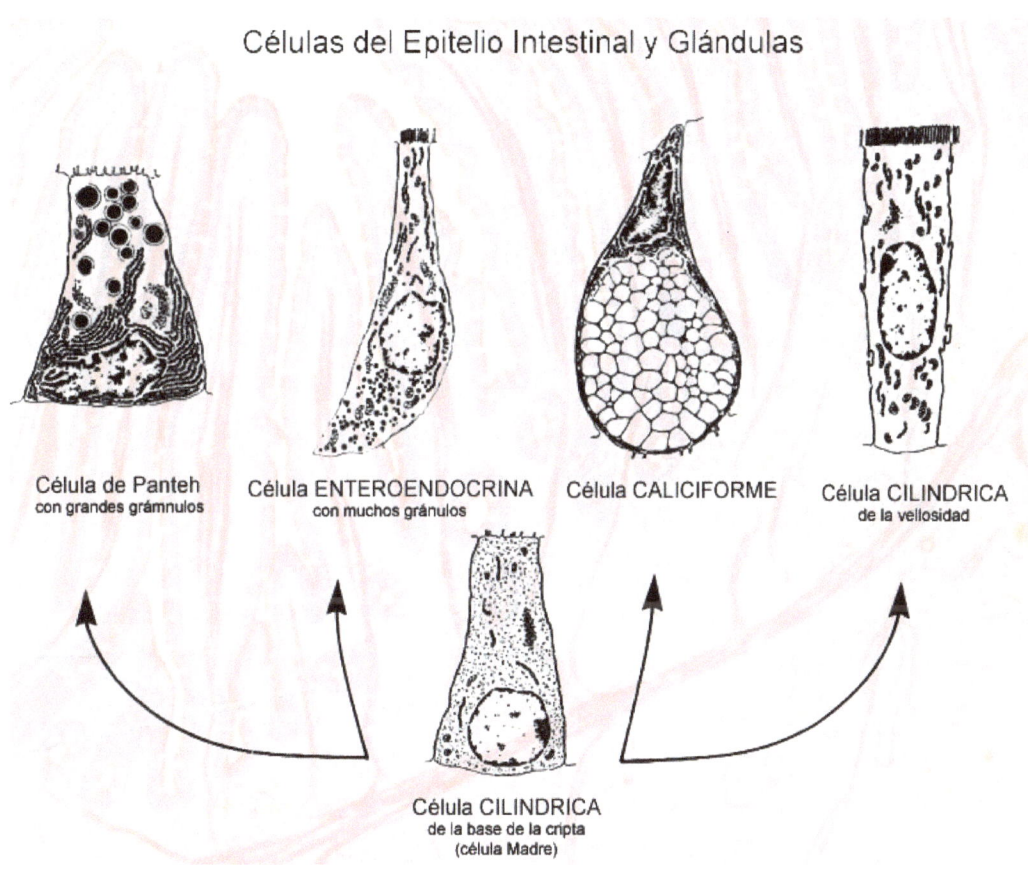

Fifura 6. Esquema de las células del epitelio intestinal tomado y modificado del Tratado de Histología de Ham, A. W. y Cormack D. H. Octava Edición. 1983. Editorial Interamericana. Mexico D. F.

19

<u>Membrana basal:</u>

Es la interfase entre el epitelio y la matriz conectiva. Es una estructura laminar delgada situada inmediatamente por debajo del epitelio, y permite su fijación al tejido conectivo subyacente. A nivel del intestino delgado, ésta es una estructura de unos 100nm de espesor y está separada de los enterocitos por un espacio electro-lúcido de aproximadamente 20nm, que dibuja estrechamente el contorno de la base de las células epiteliales.

Actualmente se acepta que durante el tránsito de los quilomicrones desde los enterocitos hacia la lámina propria se producen brechas en su continuidad. Su ausencia durante el ayuno sugiere que estas brechas son temporales, y son una demostración de que la membrana basal responde a requerimientos funcionales (42).

Inmunopatología en la enfermedad celíaca:

Las anormalidades inmunológicas características de la enfermedad celíaca incluyen aumento de anticuerpos circulantes, infiltrado de linfocitos intraepiteliales e infiltrado en la lámina propria de células plasmáticas de isotipo IgG, A y M, mastocitos, eosinófilos y linfocitos-T (LT). Los LT CD4 dominan este compartimiento. Los eosinófilos producen citoquinas como la IL-5 que contribuye a la síntesis de IgA. También hay activación macrofágica e incremento local en la producción de citoquinas como el factor de necrosis tumoral.

Residuos de aminoácidos resistentes a las proteasas actuarían como epítopes para las células T intestinales. La actividad aumentada de la transglutaminasa tisular (tTG) en la mucosa duodenal de pacientes celíacos, junto al hallazgo de gliadina como sustrato preferido de esta enzima, sugiere que desempeña un papel fundamental en el desarrollo de la enfermedad. Por ser una proteína rica en grupos amida, la gliadina es sustrato de la tTG y en la EC el conjugado que forman ambas moléculas durante la deamidación de la gliadina origina nuevos epítopes con aumento de afinidad por el antígeno HLA DQ2 o DQ8, así como una potenciación de las células T gluten específicas. La unión de estos péptidos residuales desaminados por la TGt con LT CD4 sensibilizados frente al péptido, produce cantidades significativas de citoquinas con la consecuente citotoxicidad para las células epiteliales. Estas reacciones provocan la aparición de anticuerpos antigliadina, antiendomisio y antitransglutaminasa tisular (32).

Los linfocitos presentes en el tracto intestinal comprenden un 20% del total del organismo y se distribuyen en folículos linfoides, linfocitos intraepiteliales y linfocitos de la lámina propria.

Las células presentadoras de antígenos producen mediadores que llevan a los linfocitos T a diferenciarse en T1 y T2 y provocar activación macrofágica, hipersensibilidad retardada y respuesta alérgica.

El antígeno reacciona directamente con las inmunoglobulinas de la membrana de los linfocitos B, posteriormente el antígeno es internalizado, fragmentado, asociado al HLA II y expresado en la membrana del linfocito B (Figura 7). Luego, si encuentra el estímulo adecuado de un linfocito CD4, se podrá iniciar la producción de inmunoglobulinas. La colaboración entre los LB y los CD4 se produce al contactar ambas células debido a la presencia del HLA II y al antígeno, así como a la liberación de linfocinas. Los antígenos pueden ser captados por los macrófagos que actúan como células presentadoras de antígenos que junto con los linfocitos B expresan en su membrana HLA II.

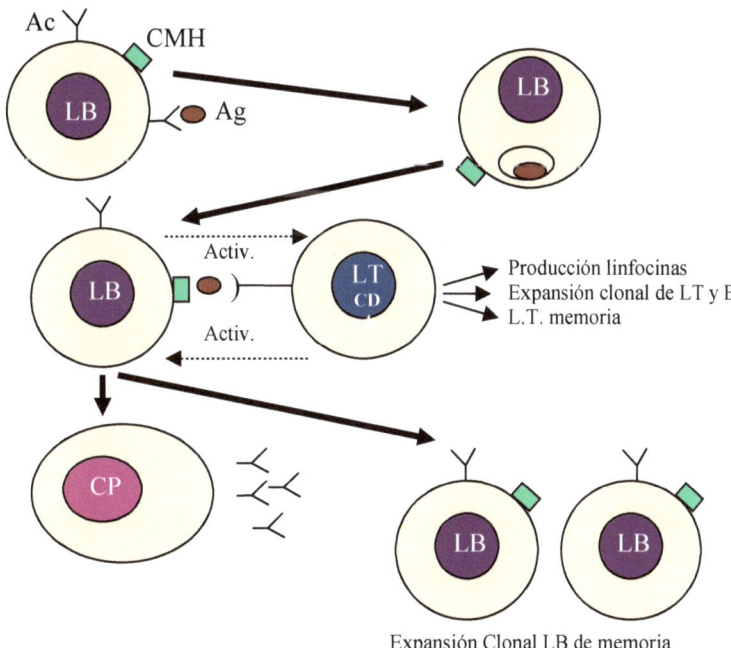

Figura 7. Esquema de los cambios inmunológicos que ocurren en la enfermedad celíaca.

La evidencia de que la molécula HLA DQ2 es expresada por más del 90% de individuos con enfermedad celíaca, versus 21% de la población general, sugiere que factores genéticos son importantes en el desarrollo de la enfermedad celíaca. En una minoría de pacientes se asocia con un HLA DQ8 (60).

La enfermedad celíaca puede ser considerada como un desorden inflamatorio mediado por células T con características autoinmunes. La mayoría de los epitopes del gluten que son reconocidos por células T son residuos específicos de glutamina que han sido convertidos en ácido glutámico. Esta deamidación es mediada por la enzima transglutaminasa tisular, el principal autoantígeno del endomisio en la enfermedad (49). La interleukina 15 induce la apoptosis de enterocitos en muestras de pacientes celíacos no tratados y está involucrada en la modulación de los cambios epiteliales en la enfermedad celíaca, que indican que las citoquinas tienen un rol imprevisto en las manifestaciones patológicas de la enfermedad celíaca (29).

Un modelo animal accesible debería ser invalorable para investigar la patogénesis y el tratamiento de la enfermedad celíaca tal como lo remarcaron Troncone y Ferguson (58) en su estudio experimental. En esa investigación se practicó una inmunización sistémica con gliadina para lograr un modelo en ratones de una enteropatía inducida por gluten. Estos investigadores no observaron cambios en la mucosa yeyunal de ratones de la cepa BALB que fueron alimentados con una dieta que contenía gluten, luego de ser inmunizados por vía parenteral con gliadina y adyuvante completo de Freund. Detectaron cambios en la mucosa con el agregado de factores adicionales como producción de una anafilaxia intestinal mediante la infección con el parásito Nippostrongylus brasiliensis o luego de provocar reacción de injerto contra huésped. De esta manera sugirieron que el aumento de permeabilidad de la mucosa intestinal jugaría un rol crucial y que la gliadina podría no ser una condición suficiente para desarrollar una lesión intestinal mediada por células T.

La inmunización parenteral con gliadina fue también utilizada por Maurano y colaboradores (34). Ellos intentaron inducir tolerancia al reducir la expresión de la respuesta inmune a la gliadina del trigo en ratones mediante la administración intranasal de alfa gliadina.

Un modelo animal de enteropatía sensible al gluten, debería presentar una lesión de la mucosa intestinal caracterizada por acortamiento de las vellosidades, hiperplasia de las criptas, infiltrado de linfocitos y otras células inflamatorias en el epitelio y la lámina propria.

Histopatología en la enfermedad celíaca:

Uno de los parámetros que se altera precozmente en la enfermedad celíaca son los linfocitos intraepiteliales (LIE) localizados próximos a la membrana basal y cuya densidad normal es de 20-40/100 células epiteliales. En la enfermedad celíaca la densidad de LIE se incrementa significativamente (>40/100 células epiteliales), son frecuentemente de mayor tamaño y se desplazan hacia el polo apical de la vellosidad intestinal (56).

Cambios morfológicos comparables han sido descriptos también en la enteropatía por intolerancia a la leche de vaca y a otras causas que provocan daño de la mucosa intestinal en la infancia (36).

El aparato gastrointestinal cuenta con mecanismos de defensa tanto inmunológicos como no-inmunológicos que intervienen en las barreras para la absorción de macromoléculas. La IgA secretora es una inmunoglobulina que se produce en mayor cantidad en el intestino y que tiene la capacidad de unir proteínas para formar grandes complejos proteicos, evitando de esta forma su absorción. El 2% de las moléculas que se absorben en forma intacta generarían la tolerancia oral. Tanto el sistema inmune local como sistémico son los responsables de desarrollar tolerancia oral cuando atraviesan la barrera de la pared intestinal integrada por las células epiteliales, el glicocálix y sus enzimas.

La hipersensibilidad a alimentos es el resultado de la pérdida o ausencia de tolerancia y su etiología es del tipo multifactorial. Cuando la inmunidad transcurre con un daño tisular recibe el nombre de alergia o hipersensibilidad. Uno de los componentes de los alimentos que más produce alergia son las proteínas de la leche de vaca, y existen más de 40 proteínas capaces de generar una respuesta alérgica. De éstas las más frecuentes son las siguientes: proteínas termolábiles (albúmina sérica bovina, alfaglobulinas, alfalactoalbúminas) y proteínas termorresistentes como betalactoglobulina y caseína.

La presencia de uniones estrechas en el borde apical de las células del epitelio intestinal bloquean el transporte intercelular, lo cual implica que la absorción del contenido intestinal debe atravesar la membrana plasmática en el ribete en cepillo, incorporarse al citoplasma apical y permeabilizar la membrana celular lateral, para ganar acceso a los espacios basolaterales del epitelio. Las membranas plasmáticas laterales de las células vecinas están separadas en la región basal del epitelio y en estos espacios intercelulares se acumulan los quilomicrones durante el proceso del transporte. La membrana plasmática en la base celular, está en estrecho contacto con una lámina basal continua que cierra el espacio que delimita la porción basal del epitelio. Los materiales absorbidos y acumulados deben atravesar esta barrera para alcanzar los capilares y los linfáticos de las vellosidades intestinales.

El estado posprandial ha despertado un renovado interés desde que se descubrió que las lipoproteínas ricas en triglicéridos están involucradas en el desarrollo de la arteriosclerosis. Por esta razón muchos investigadores han centrado sus estudios en el análisis del metabolismo lipoproteico, en respuesta a una alimentación grasa estandarizada. Hennig y col. (21) constataron que el suero procedente de pacientes hipertrigliceridémicos altera la permeabilidad de la barrera endotelial. Otros estudios han descripto una disminución en la viabilidad celular tras la incubación de células musculares con remanentes de quilomicrones (66). Estos resultados plantearon el interrogante si la velocidad de tránsito de las grasas a través del epitelio intestinal varía según el tipo y calidad de las mismas y si un enlentecimiento de tránsito de quilomicrones puede contribuir a distorsionar la arquitectura intestinal.

En aquellos desórdenes con anormalidad estructural de la mucosa, el proceso de migración celular desde las bases de las criptas hacia los extremos de las vellosidades, puede ser acelerado y las células inmaduras tienden a alcanzar el vértice de las vellosidades y presumiblemente ser menos capaces de procesar la grasa dietaria (60).
En una célula secretoria polarizada, el complejo de Golgi posee un solo dictiosoma grande que ocupa una posición intermedia entre el núcleo y la superficie celular, donde se libera la secreción. Complejos de Golgi con esas características se observan por ejemplo, en células de la mucosa intestinal, de la tiroides y del páncreas exócrino (11). Cabe considerar si los triglicéridos resintetizados en el retículo endoplásmico liso y que siguen su ruta por el citoplasma celular para ser empaquetados como quilomicrones en el complejo de Golgi, desempeñan algún rol en las lesiones producidas en patologías de mala-absorción, ya que en condiciones normales el 95% de las grasas de la dieta son incorporadas en el intestino. En relación con esta observación cabe resaltar que no es extraño encontrar una asociación entre enfermedades que involucran al intestino y el páncreas, en el caso de diabetes y enfermedad celíaca, o diabetes y alergia a las

proteínas de la leche de vaca. También una asociación entre patología tiroidea y enteropatías, como es el hecho de encontrar pacientes con alergia alimentaria e hipotiroidismo.

En la actualidad se ha demostrado que el consumo de grasa de pescado disminuye la concentración de triglicéridos en el plasma sanguíneo. Un dato de interés es que Dinamarca, el principal productor de aceite de pescado de la Unión Europea y también un importante importador, tenga una de las seroprevalencias más bajas para enfermedad celíaca, 1:500 comparada con 1:100 o 1:50 de otras regiones (32).

En la actualidad es aceptado que cambios inflamatorios similares a la enfermedad celíaca se encuentran también en la intolerancia a la leche de vaca (36). Las proteínas de la leche de vaca y del trigo son macromoléculas globulares sin entrecruzamientos intermoleculares. Ambas proteínas poseen en su estructura molecular puentes disulfuros intracatenarios y la reacción adversa a estos alimentos se manifiesta con signos y síntomas comunes. Típicamente, la mucosa en la enteropatía sensible a las proteínas de la vaca se caracteriza por su delgadez (31). Los cambios patológicos se dan frecuentemente en parches (32). El conteo de linfocitos intraepiteliales está incrementado, aunque no en el nivel encontrado en la enfermedad celíaca (41) y observaron también acúmulos densos de grasa en el epitelio (60). Por estas observaciones se consideró razonable pensar en la alergia a las proteínas de la leche vacuna como un disparador de la enfermedad celíaca y se valoró la importancia de estudiar los cambios que la introducción o exclusión de la leche pudieran provocar en un modelo animal sensibilizado a las proteínas del trigo.

La alta prevalencia de la enfermedad celíaca, sumado a la dificultad en el cumplimiento de la dieta que implica el tratamiento, hace que sea de gran importancia realizar nuevas investigaciones para una mejor interpretación de los mecanismos involucrados en esta patología. Para esto, se requiere un modelo animal accesible y un protocolo de fácil reproducción, que es el principal aporte que se pretende brindar en esta investigación.

Una vez obtenido el modelo experimental se podrá replantear el protagonismo que durante años tuvo el trigo en la producción de la enfermedad, analizando el rol que puedan tener como disparadores o atenuantes otros elementos de la dieta.

OBJETIVOS

OBJETIVOS GENERALES

Establecer un modelo experimental de enfermedad celíaca en animales de laboratorio, para estudiar las alteraciones histopatológicas a nivel intestinal.

Determinar la participación de la avena y otras moléculas distintas a las prolaminas de los cereales en la patogénesis de esta enfermedad.

OBJETIVOS ESPECÍFICOS

Desarrollar en animales de laboratorio una adecuada sensibilización al gluten de manera que se vuelvan intolerantes a esa proteína y evaluar los cambios histopatológicos de la enteropatía experimental, para lograr la estandarización del procedimiento y la confiabilidad del mismo.

Comparar la morfología intestinal luego de desafíos con gluten y avena en animales inmunizados con gliadina o avenina y verificar si existe inmunorreactividad cruzada entre ambas proteínas.

Analizar las diferencias histopatológicas en modelos sensibilizados al trigo modificando las grasas en la dieta.

Determinar si la inclusión o exclusión de leche de vaca en la dieta desafío de animales inmunizados con gliadina, provoca cambios a nivel intestinal indicativos del rol que desempeña en la patogénesis de la enfermedad

MATERIALES Y MÉTODOS

Animales de experimentación:

Se utilizaron ratones adultos jóvenes, hembras y machos de la cepa BALB, con un peso aproximado entre 25 y 30 gramos, criados en nuestro bioterio bajo condiciones controladas de luz (14 horas de luz y 10 horas de oscuridad) y temperatura (23°C ± 3°C).

Las hembras fueron apareadas con machos de probada fertilidad durante 12hs. Verificada la preñez, las madres fueron alimentadas con una dieta libre de gluten. Con este propósito se reemplazó el alimento balanceado comercial para ratones por una alimentación desarrollada en nuestro laboratorio. Esta dieta se continuó administrando luego del nacimiento de las crías y durante toda la lactancia. Una vez producido el destete, las crías tuvieron sólo acceso a la misma dieta libre de gluten suministrada a las madres, y por un período de 6 semanas previo a su sensibilización inmunológica.

Composición de las dietas:

Dieta libre de gluten:

Esta dieta base libre de gluten fue elaborada con los siguientes componentes:

Nestum de maíz	250g.
Nestum de arroz	250g.
Leche de soja	350g.
Leche de vaca (descremada en polvo)	150g.
Semillas de girasol (peladas)	750g.
Aceite de girasol	250cc.

Dietas de desafío:

<u>Dieta rica en avena</u>: se reemplazó el Nestum de maiz y arroz por igual cantidad de avena.

Dieta rica en gluten: se reemplazó el Nestum de maíz y arroz por igual cantidad de trigo integral.

Dieta rica en gluten/aceite de oliva extra-virgen: con la base anterior pero reemplazando el aceite de girasol por una mezcla de partes iguales de aceite de oliva extra-virgen y aceite de pescado.

Dieta rica en gluten/aceite de oliva de baja calidad: igual a la anterior pero el aceite de girasol fue substituido por igual cantidad de aceite de oliva comercial de calidad inferior.

Dieta rica en gluten/ aceite de oliva de baja calidad/ y exclusión de la leche: similar a la anterior pero con la leche eliminada de su composición.

Los valores nutricionales de los componentes de la dieta se detallan en la figura 8.

Las mezclas se mantuvieron refrigeradas en heladera como polvo seco: el aceite se adicionó a la preparación al momento de fabricar los bizcochos junto con el agregado de agua para amasar. Se cortaron cuadrados de aproximadamente 3cm, los que fueron colocados en una fuente y cocinados en un horno a 160° hasta su deshidratación.

Los bizcochos fueron colocados en los reservorios corrientes para alimento de las jaulas de los ratones.

	Kcal	Grasa (g)	HdeC (g)	Proteínas (g)
Nestum de maíz	370	1,1	85	5,4
Nestum de arroz	370	0,5	85	5,6
Leche de soja *	523	31	52,8	14,2
Leche de vaca **	359	1,2	51,7	35,3
Semillas de girasol *******	630	70		30
Aceite girasol	900	100		
Trigo integral	340	70	2	16
Avena	383		31	13,3

* rica en ácidos linoleico, linolénico y aminoácidos lisina.

** descremada en polvo

*** peladas. Ricas en ácidos palmítico, esteárico, oleico y linoleico y aminoácidos esenciales como isoleucina y triptofano

Figura 8. Información nutricional por 100g de dieta.

Modelos experimentales

Inmunosensibilización a gliadina y avenina

Para la inmunosensibilización contra gliadina y avenina se aplicó la técnica descripta por Troncone y Ferguson (58), siguiendo el protocolo descrito a continuación: Ratones a 6 semanas del destete fueron tratados con:

-Inyección subcutánea en el dorso de los animales de una emulsión de 50μg de gliadina de trigo (Sigma) o avenina (obtenida por extracción alcohólica) emulsionada con 50μl de adyuvante de Freund.

-Repetición de la inyección de la emulsión a los 15 días de la primera aplicación.

Durante el período de sensibilización los animales continuaron con la dieta libre de gluten la que se mantuvo hasta la iniciación de los tratamientos experimentales a los 15 días de la última inyección.

Extracción alcohólica de avenina

- Colocar 0.125g de harina de avena molida en un tubo de propileno de 10ml.
- Añadir 5ml de solución de etanol al 60% e incubar durante 1 hora a temperatura ambiente en un agitador rotatorio a 750 rpm.
- Centrifugar a 3500rpm durante 10 minutos.
- Trasvasar el sobrenadante-avenina a tubos limpios de propileno de 10ml y someterlo a criodesecación.

Preparación de la emulsión: cantidades adecuadas de gliadina o avenina fueron pesadas y suspendidas en adyuvante de Freund (Sigma) a fin de obtener una concentración final de 50μg/50μl.

(El protocolo general de obtención de avenina fue gentilmente cedido por el Dr.Enrique Méndez, comunicación personal).

Desafío con gluten o avena:

A partir de los 15 días posteriores a la última inyección sensibilizante, los ratones fueron divididos en 6 grupos de 6 animales cada uno y sometidos a los siguientes tratamientos:

Grupo1: ratones sensibilizados a gliadina y desafiados con la dieta rica en gluten.

Grupo 2: ratones sensibilizados a gliadina y desafiados con la dieta que contiene avena.

Grupo 3: ratones sensibilizados a avenina y desafiados con la dieta rica en gluten.

Grupo 4: ratones sensibilizados a avenina y desafiados con la dieta con avena.

Grupo 5: ratones controles sensibilizados a gliadina y que continuaron con la dieta libre de gluten.

Grupo 6: ratones controles sensibilizados a avenina que continuaron con la dieta libre de gluten.

MODELOS EXPERIMENTALES

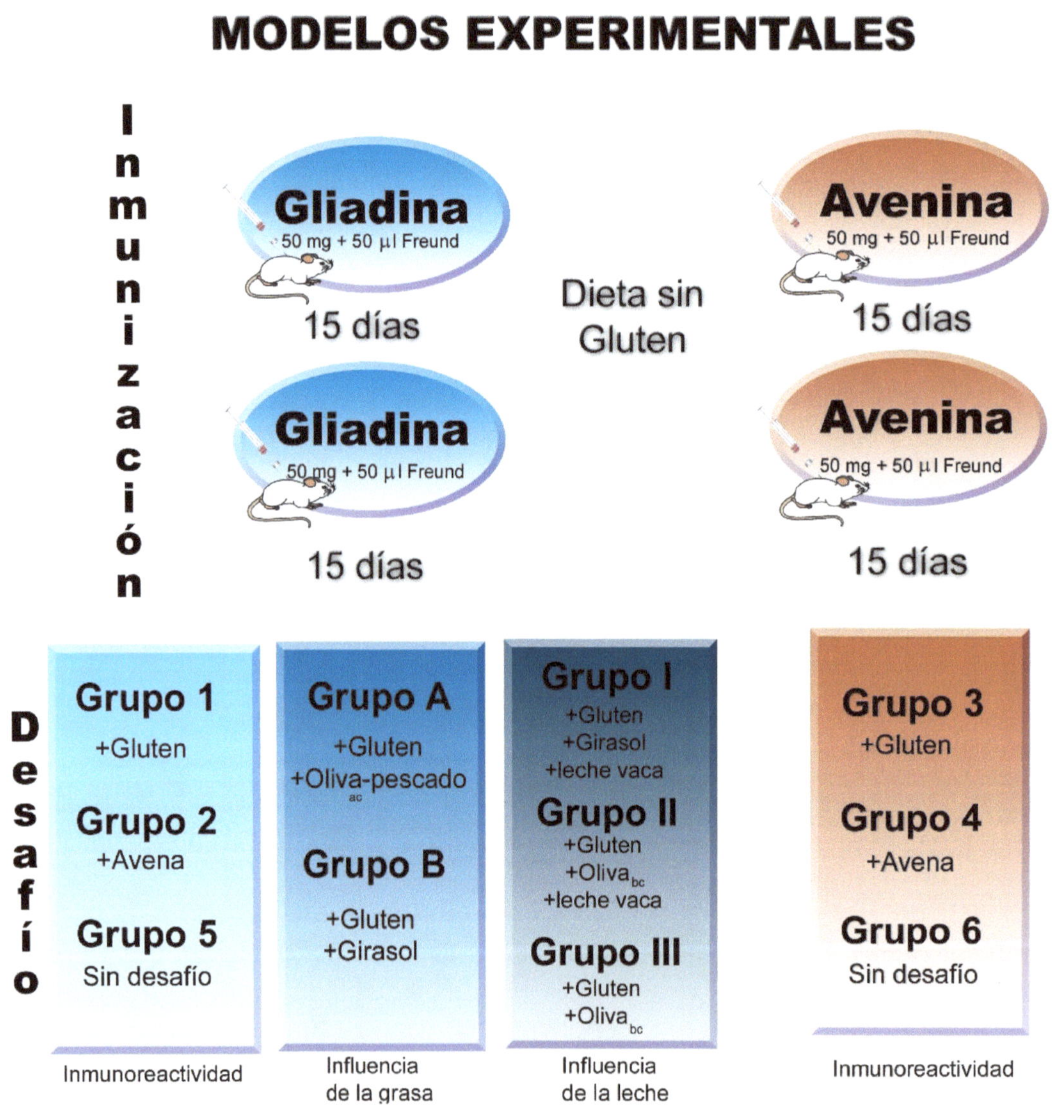

Figura 9. Esquema del protocolo de inmunosensibilización a gliadina y avenina. (ac: alta calidad, bc: baja calidad).

Desafío con gluten sustituyendo el tipo y calidad de los lípidos de la dieta:

Para evaluar la influencia del tipo y calidad de grasa de la dieta 6 ratones sensibilizados con gliadina fueron alimentados con dietas conteniendo diferentes tipos de grasa. Los ratones inmunosensibilizados fueron divididos en dos grupos y desafiados de la siguiente manera:

Grupo A: tres ratones sensibilizados a gliadina fueron alimentados con la dieta rica en gluten utilizando como aporte de grasa una mezcla de partes iguales de aceite de oliva extravirgen (acidez libre expresada en ácido oleico inferior a 11g%) y aceite de pescado.

Grupo B: tres ratones fueron desafiados con la dieta rica en gluten con aceite de girasol.

Desafío con gluten incluyendo y excluyendo la leche de vaca de la dieta:

Se utilizaron 6 ratones inmunosensibilizados con gliadina que se dividieron en tres grupos y fueron sometidos a los siguientes desafíos:

Grupo I: dos animales desafiados con gluten cuyo alimento tenía la cantidad estandarizada de aceite de girasol y leche de vaca.

Grupo II: dos animales desafiados con gluten cuya dieta contenía aceite de oliva de calidad inferior y la cantidad estandarizada de leche de vaca.

Grupo III: dos animales desafiados con gluten con aceite de oliva de calidad inferior pero excluyendo la leche de vaca en la dieta.

Estudios Morfológicos:

En todos los modelos experimentales, se realizaron estudios morfológicos del intestino delgado a los 7 y 21 días de finalizado el tratamiento. Los ratones fueron anestesiados manteniendo las condiciones de los animales en conformidad con las Directrices para la manipulación y el entrenamiento de animales de laboratorio publicadas por la Federación de la Universidad para el Bienestar Animal y el Comité de Cuidado de Animales Institucional Local, las cuales son acordes a las reglamentaciones internacionales. Mediante laparotomía exploradora, se fijó el intestino delgado proximal y se tomaron muestras que fueron procesadas para su análisis.

Microscopía de luz: las muestras de tejido fueron fijadas en formalina al 4% tamponada en buffer fosfato pH 7,4, deshidratadas en concentraciones crecientes de alcohol etílico, aclaradas en xilol e incluidas en parafina. Los cortes de 5 micras se tiñeron con la técnica de hematoxilina-eosina.

Microscopía electrónica: los segmentos de intestino fueron fijados en la mezcla de Karnovsky con los siguientes componentes: glutaraldehido al 1,5%, formol al 1,5% en tampón cacodilato 0,1M, pH 7,4. Luego las muestras fueron postfijadas en tetróxido de osmio al 1%, deshidratadas en concentraciones crecientes de acetona e incluidas en resinas epóxicas (Araldita).

Se realizaron cortes de 0,5-1µm, los que fueron teñidos con azul de toluidina al 1% en bórax al 1% para la observación en microscopía fotónica de alta resolución.

Las secciones ultra-finas (80nm) fueron cortadas en un ultramicrótomo JEOL JUM-7 provisto con cuchillas de diamante, montadas en grillas de níquel y contrastadas con acetato de uranilo y citrato de plomo. Las observaciones se registraron en un microscopio electrónico ZEISS LEO-906.

Los cortes de intestino incluidos en parafina y coloreados con hematoxilina-eosina posibilitan analizar secciones transversales completas de intestino en varios niveles de las muestras y evaluar en forma integral los cambios histopatológicos en los distintos modelos de animales. Las secciones semifinas del material incluido en araldita y coloreado con azul de toluidina permiten observar con mayor resolución las alteraciones y registrarlas en fotografías digitales.

En algunos grupos seleccionados se realizaron mediciones morfométricas de la altura entre el ápice de las vellosidades y la profundidad de las criptas. Los valores fueron expresados en micrones.

Las alteraciones morfológicas se estudiaron por microscopía de luz en todos los casos y en modelos más representativos mediante microscopía electrónica.

Análisis estadístico:

En los modelos desafiados con gluten a los que se sustituyó el tipo y calidad de los lípidos de la dieta (n = 6), se estudiaron las consecuencias histopatológicas de modificar los aceites en las dietas desafío tomando datos morfométricos que fueron calculados a partir de micrografías de los muestras de tejido utilizando el programa informático Motic Images Plus 2.0.

Los 6 ratones se subdividieron en dos grupos y se consideraron tres variables de estudio: a) altura de vellosidades, b) ancho de las bases y c) espesor de la mucosa intestinal. Los datos obtenidos de cada grupo fueron promediados para cada una de las variables. Para el análisis estadístico se aplicó el programa SigmaStat 3.1, estableciendo de este modo la media, la desviación estándar (DS) y el grado de significación.

Casos Clínicos

Diez pacientes pediátricos con síntomas y serología positiva para EC fueron tratados en el Sanatorio Allende-Córdoba. Fueron sometidos a un examen clínico, antropometría y determinaciones de laboratorio. Las pruebas incluyeron análisis (Dra. Silvia Barzón) de anticuerpos antigliadina AG, antiendomisio AE y en algunos pacientes antitransglutaminasa tisular. Antes de evaluar la necesidad de realizar una biopsia intestinal, los pacientes fueron voluntariamente adheridos a una dieta estricta sin leche de vaca (tampoco cabra ni soja) y sus derivados durante dos meses. Todos recibieron suplementos de calcio y vitamina D. (Cabe aclarar que el consentimiento de los pacientes fue tácito y sobreentendido ya que no se experimentó con drogas, ni procedimientos invasivos y la espera para pedir la biopsia fue corta y controlada).

Los pacientes continuaron consumiendo gluten. Se les permitió comer carne de vaca una vez a la semana y también fueron instruidos para disminuir la cantidad de aceite de girasol e incorporar aceite de oliva extravirgen. Una vez que completaron la dieta, se les realizó un exámen clínico y dosaje sérico de anticuerpos. Los resultados de los anticuerpos antigliadina (QUANTA LiteTM celiac DGP Screen; INOVA de diagnostics, EEUU) se consideraron positivos cuando los títulos obtenidos por ELISA fueron mayores de 20 UA. Los anticuerpos antiendomisio se midieron por inmunofluorescencia indirecta utilizando un kit comercial (sistema IMMCO Diagnostics, EEUU).

RESULTADOS

Morfología del epitelio intestinal normal:

Los animales no inmunizados alimentados con la dieta sin gluten, presentan una mucosa intestinal con vellosidades digitiformes, foliadas, revestidas con epitelio cilíndrico simple, con bordes anfractuosos. Los núcleos alargados están ubicados basalmente. Se reconocen dos tipos celulares, los enterocitos y las células caliciformes. El eje central es de reducido espesor y está constituído por un tejido conectivo complejo que es prolongación de la lámina propia (Fig. 10).

Con mayor magnificación se observa en la zona apical una chapa estriada bien nítida de igual espesor e íntegra a lo largo de todo el epitelio.

El examen del epitelio intestinal con microscopía electrónica permite visualizar las características ultraestructurales de las células absortivas altamente polarizadas (Fig. 11a). La membrana plasmática que las delimita muestra distintas especializaciones en sus caras. La superficie apical presenta numerosísimas microvellosidades paralelas de tamaño uniforme, de aproximadamente 1,5 μm de longitud. Desde el extremo de las mismas emergen filamentos ramificados que se interdigitan formando una cubierta o glicocáliz. Las microvellosidades contienen un armazón de microfilamentos longitudinales que se extienden en la base hacia la red terminal en la región apical de la célula. Las caras laterales forman complejos de unión yuxtaluminales y desarrollan pliegues que se interdigitan con los de células contiguas. Más basalmente existe un mayor espacio entre las células contiguas.

En la zona basal, la membrana plasmática apoya sobre una lámina basal debajo de la cual se observan las células de la lámina propia, vasos sanguíneos y linfáticos.

Los núcleos de los enterocitos ubicados basalmente tienen un perfil oval; presentan heterocromatina periférica rodeando la abundante eucromatina.

En el citoplasma se observa un sistema de endomembranas muy desarrollado. En la zona apical aparecen abundantes túbulos y cisternas del retículo endoplásmico liso y gran número de mitocondrias alargadas. En la región supranuclear se destaca el complejo de Golgi, ribosomas libres y cisternas paralelas de retículo endoplásmico rugoso laterales al Golgi. En zonas paranucleares se observan gotas lipídicas con distinto grado de procesamiento, coalesciendo en vacuolas que adquieren diversos contornos (Figs. 11 b y c).

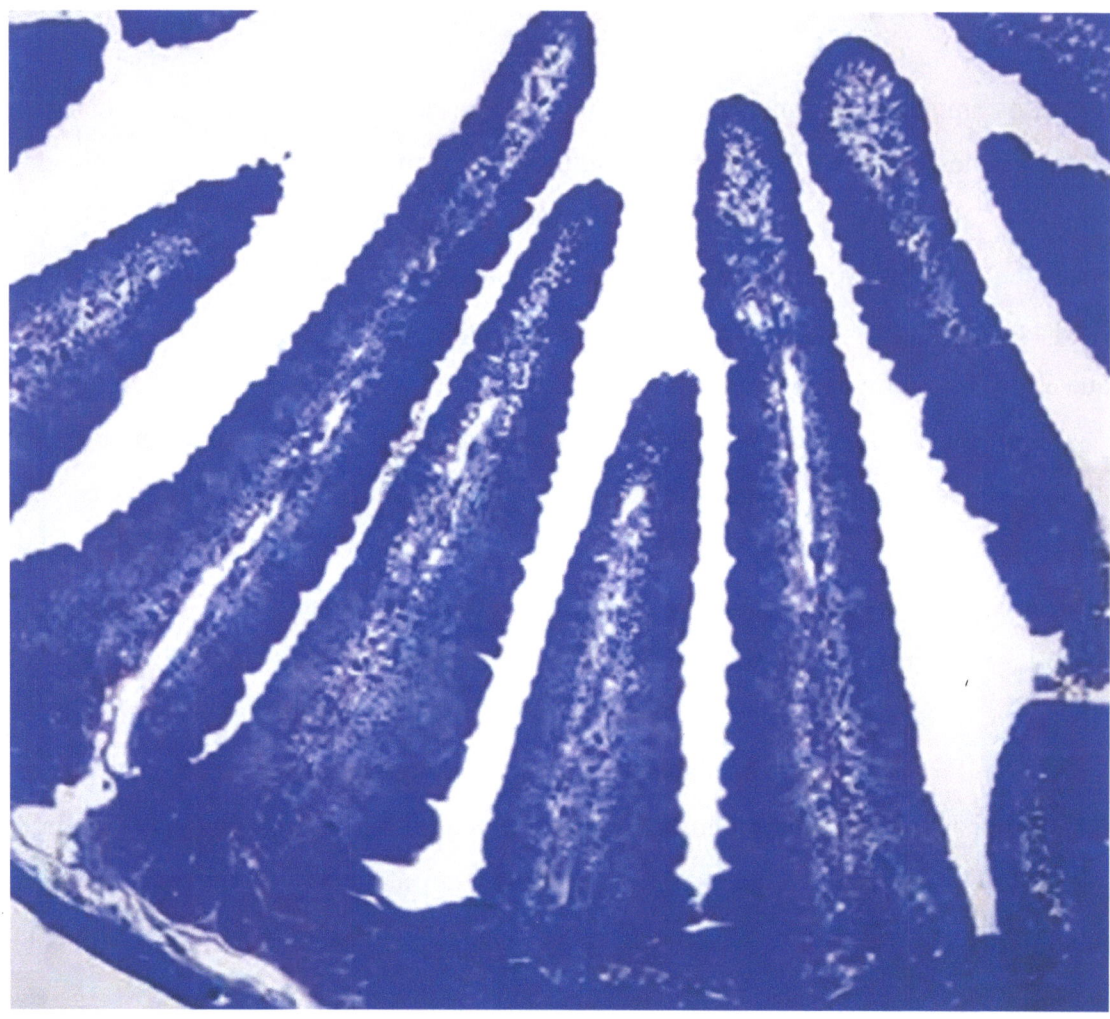

Figura 10. Microfotografía de un corte transversal de intestino delgado proximal de un ratón normal que presenta vellosidades digitiformes con bordes anfractuosos. La mayoría de las células de revestimiento son absortivas con chapa estriada. En el eje de tejido conectivo se observan numerosos núcleos intensamente teñidos. Araldita. ATO.

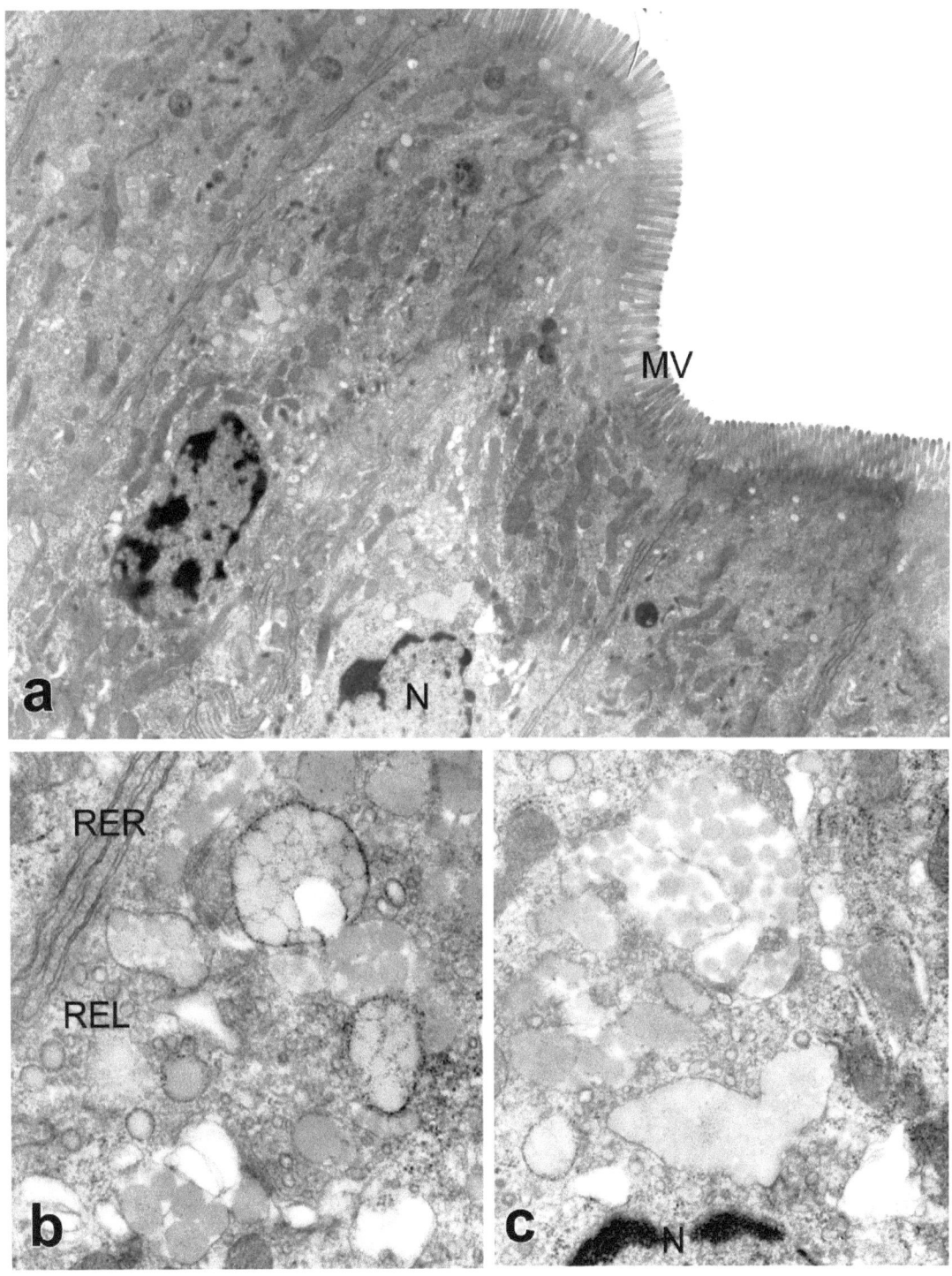

Figura 11. Micrografías electrónicas de epitelio intestinal de un ratón normal. **a:** Se observan microvellosidades (MV) en la superficie apical y en la zona basal núcleos (N) alargados. El citoplasma presenta abundante retículo endoplásmico y mitocondrias, complejos de Golgi y vacuolas lipídicas paranucleares. 4.500 X originales. **b:** Citoplasma de un enterocito con cisternas de retículo endoplásmico liso (REL), rugoso (RER) y vacuolas lipídicas de distinta densidad y diferentes niveles de procesamiento. Aparecen micelas lipídicas incorporadas dentro de membranas. **c:** En cercanías de un núcleo (N) se visualizan gotas lipídicas que coalescen adoptando distintos perfiles. **b** y **c:** 21.500 X originales.

Inmunorreactividad intestinal a gliadina y avenina:

Animales control:

Se analizaron cortes transversales de intestino delgado proximal en dos grupos de 6 animales: ratones inmunizados con gliadina o con avenina, que continuaron alimentados con la dieta libre de gluten.

Estos animales controles exhiben vellosidades intestinales cuya organización morfológica es compatible con la descripta para animales normales (Figs. 12 y 13).

Animales desafiados con gluten o avena:

Se estudiaron histológicamente dos grupos de 6 animales inmunosensibilizados con gliadina y desafiados con gluten o avena y dos grupos de 6 inyectados con avenina, desafiados de la misma forma. Las biopsias se realizaron a los 7 y 21 días de las dietas desafío.

En la mucosa intestinal de todos los animales se observa presencia de infiltrado inflamatorio. El desafío con ambas proteínas provoca cambios en el epitelio que otorgan un contorno menos festoneado a las vellosidades, las que adquieren una forma cónica con bases más amplias y un aumento en el diámetro del eje de tejido conectivo, por edema e infiltración celular (Figs. 14 a 17).

La inyección de antígeno potenciado con adyuvante fue eficaz para sensibilizar a los ratones y lograr una adecuada inmunización parenteral a la gliadina y avenina. Las alteraciones morfológicas resultaron más evidentes cuando el desafío se realizó en forma cruzada con la proteína inversa a la que se usó para la sensibilización (Figs.15 y 17).

Los cambios observados son similares en las muestras extraídas a los 7 y 21 días.

Al realizar el análisis de las imágenes obtenidas de los cortes de intestino de 36 ratones en la primera etapa de la investigación se vió que el objetivo de estudiar el rol de la avena no requería morfometría ya que los cambios histopatológicos son muy significativos en los 24 animales desafiados.

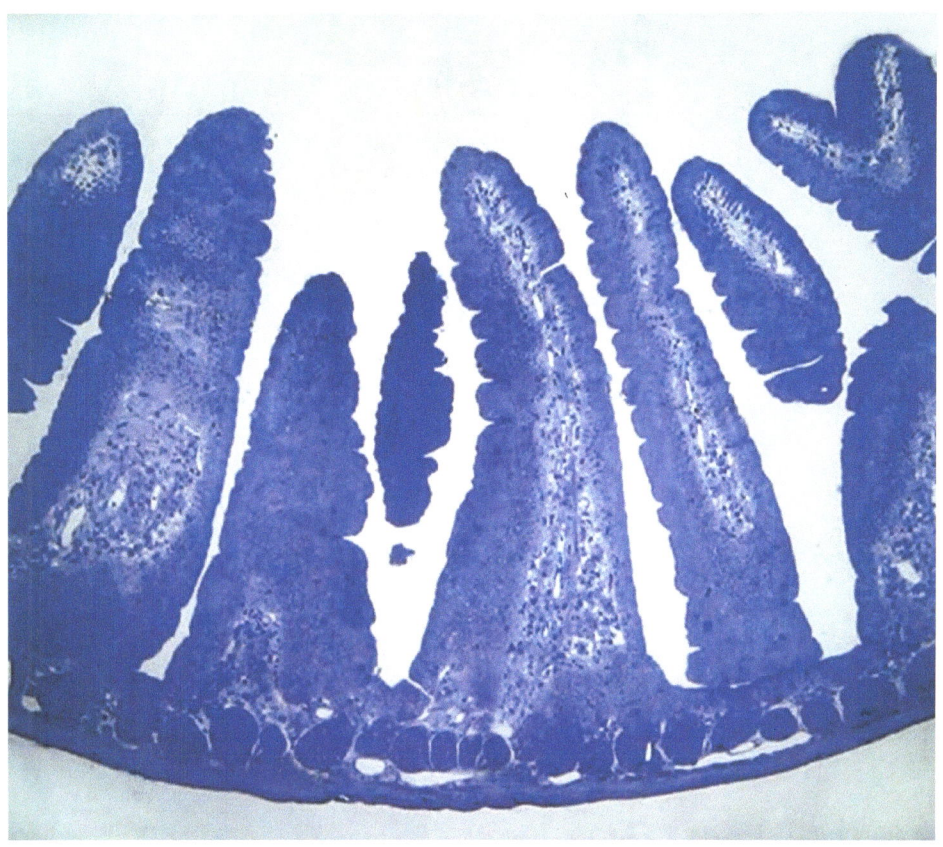

Figura 12. Corte transversal de intestino de animal control inmunizado con gliadina Las vellosidades conservan su aspecto digitiforme y bordes anfractuosos. Araldita ATO.

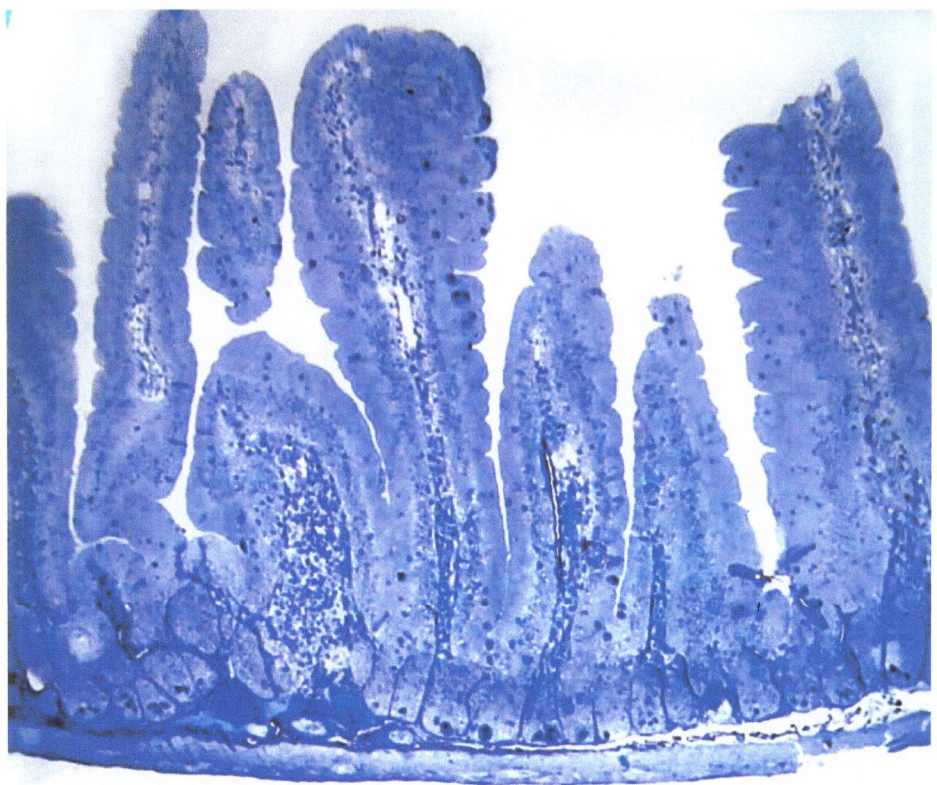

Figura 13. Mucosa intestinal de animal control inyectado con avenina. Las vellosidades presentan un aspecto normal. Araldita ATO.

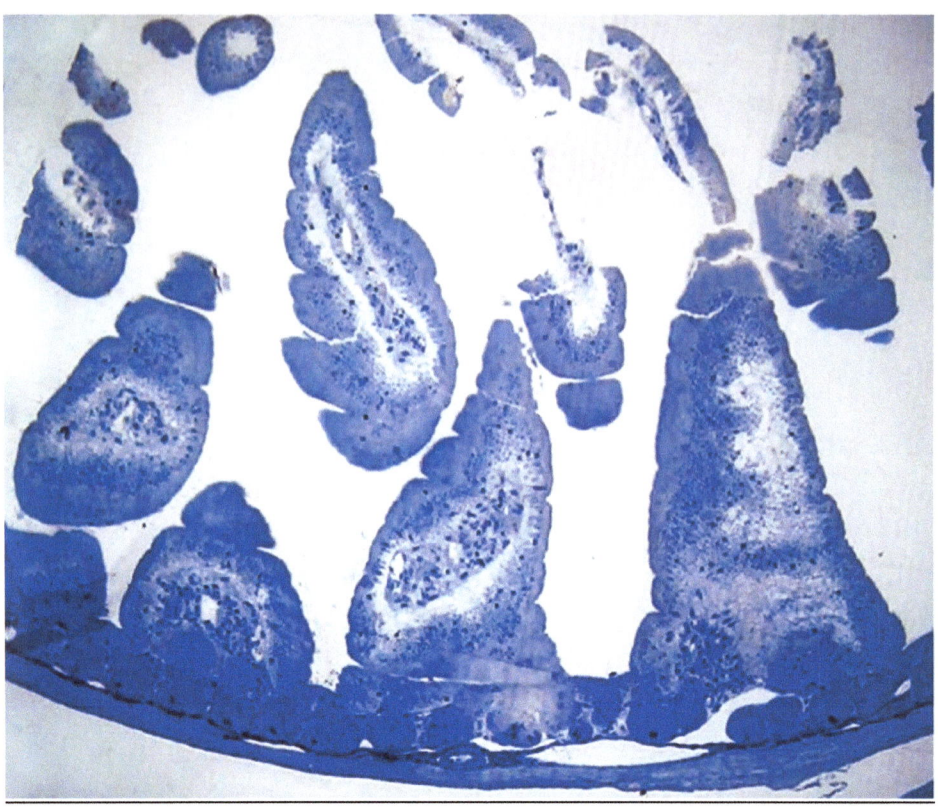

Figura 14. Intestino de un animal inyectado con gliadina y desafiado con gluten durante 7 días. Se observan vellosidades cónicas, edema e infiltrado inflamatorio en la lámina propria. Araldita ATO.

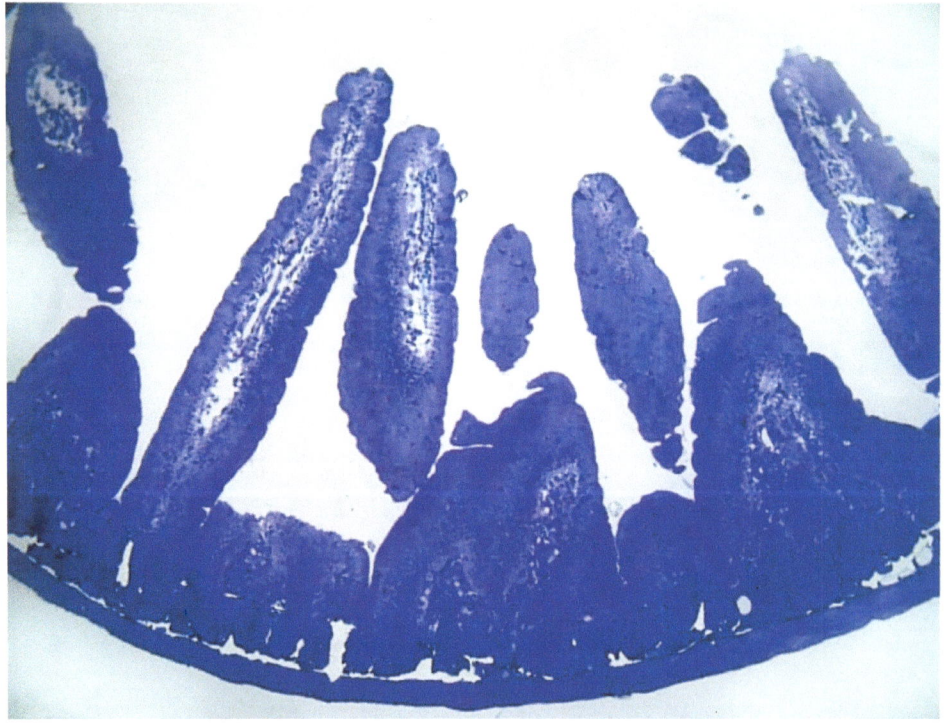

Figura 15. Sección transversal de mucosa intestinal de un animal inmunizado con gliadina desafiado con avena durante 7 días. La mayoría de las vellosidades pierden su forma digitiforme y presentan bases amplias. Araldita ATO

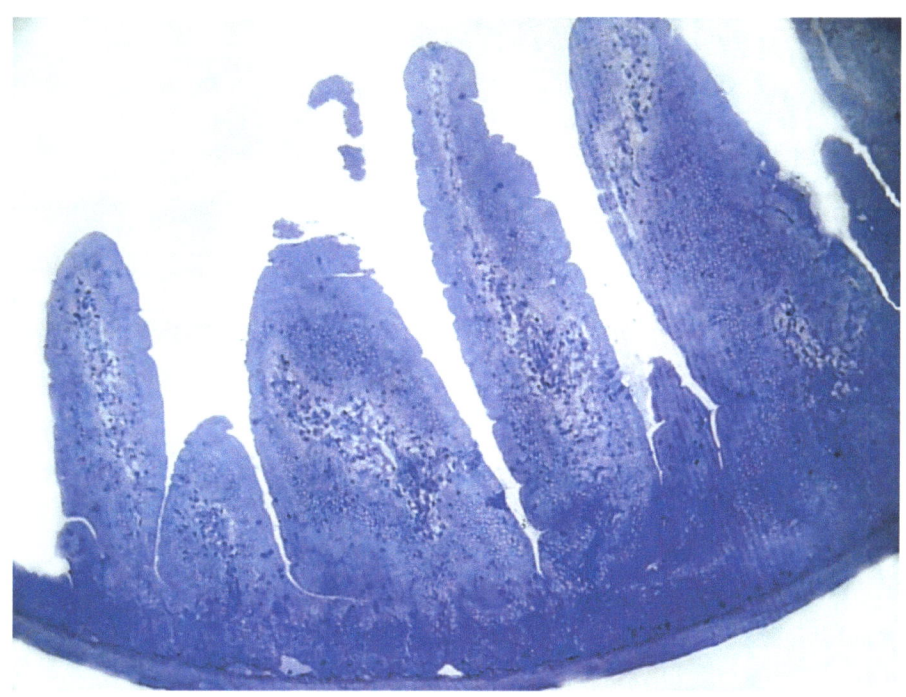

Figura 16. Mucosa intestinal de un animal inyectado con avenina desafiado con avena durante 7 días. Algunas vellosidades presentan bases más amplias y un eje conectivo con infiltrado inflamatorio. Araldita. ATO.

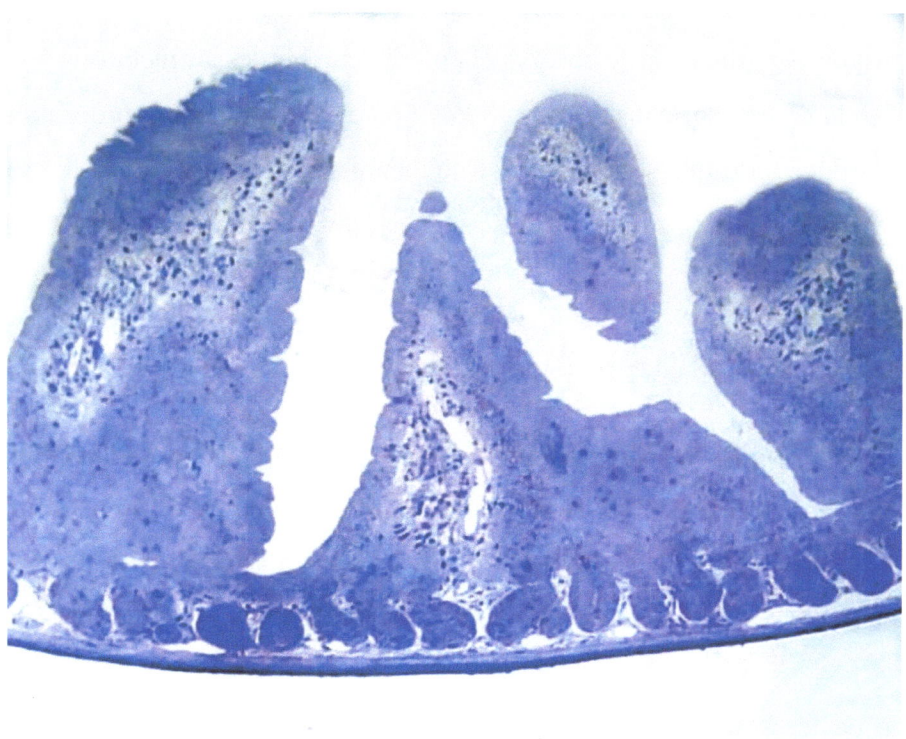

Figura 17. Intestino proximal de animal inmunizado con avenina desafiado con gluten durante 7 días. Se observan menos vellosidades por campo, más cortas y con ensanchamiento de sus bases. Araldita ATO

Influencia de las grasas en la dieta:

A fin de analizar la influencia de distintos tipos de grasa de la dieta en ratones inmunosibilizados con gliadina, se realizó un estudio morfológico y estadístico de la mucosa intestinal en dos grupos. Uno de 3 animales desafiados con gluten cuyo alimento contenía aceites de oliva de buena calidad y de pescado (GA), y otro grupo de 3 ratones también alimentados con la dieta rica en gluten, que contenía aceite de girasol (GB). Las muestras de mucosa intestinal se tomaron a los 7 días de consumo de las dietas desafío.

Animales desafiados con gluten/aceites de oliva y pescado:

Los ratones de este grupo, muestran una mucosa intestinal con una estructura mejor preservada, con vellosidades digitiformes de mayor altura con respecto a aquellos que ingirieron el alimento con aceite de girasol (Fig. 18).

A mayor magnificación se observa el epitelio con bordes anfractuosos y una chapa estriada nítida de espesor constante en todo su recorrido. La lámina propria carece del infiltrado inflamatorio que se visualiza en los animales desafiados cuya dieta contenía aceite de girasol (Fig. 19).

Animales desafiados con gluten/aceite de girasol:

El intestino de estos animales presenta vellosidades intestinales de aspecto cónico, de menor altura y con bases más amplias que las del grupo anterior. Se visualiza mayor infiltrado inflamatorio en la lámina propria y aumento del espesor de la mucosa. Se observa gran cantidad de restos celulares desprendidos en la luz intestinal (Figs. 20 y 21).

Uno de los animales de este grupo, presenta una importante distorsión de los extremos de las vellosidades con cambios degenerativos en la superficie epitelial. A mayor magnificación se comprueba un intenso infiltrado inflamatorio de la lámina propria. Hay degeneración vacuolar de las células epiteliales con desprendimiento de las mismas cuyos restos aparecen en la luz intestinal (Fig. 22).

Cabe recordar que la vacuolización celular está relacionada con cronicidad e irreversibilidad por daño celular con autolisis y degeneración epitelial.

Las alteraciones de la mucosa intestinal de este animal se evaluaron a nivel ultraestructural. En el epitelio se observan sectores con células absortivas mejor conservadas que contrastan con células alteradas, cuyos citoplasmas presentan menor densidad electrónica y vacuolización (Fig. 23a).

En la superficie apical se observan algunas áreas con vellosidades de aspecto normal que alternan con otras con microvellosidades distorsionadas, de menor longitud, de extremos ensanchados y globulosos (Fig. 23 b). También se visualizan chapas estriadas desprendidas en la luz intestinal (Fig. 23 a).

El extremo de varias vellosidades exhibe denudación del epitelio. Las células que permanecen adheridas muestran las superficies libres de las membranas plasmáticas laterales en la zona de desprendimiento. Numerosos restos celulares en degeneración permanecen en la luz intestinal (Fig. 23c).

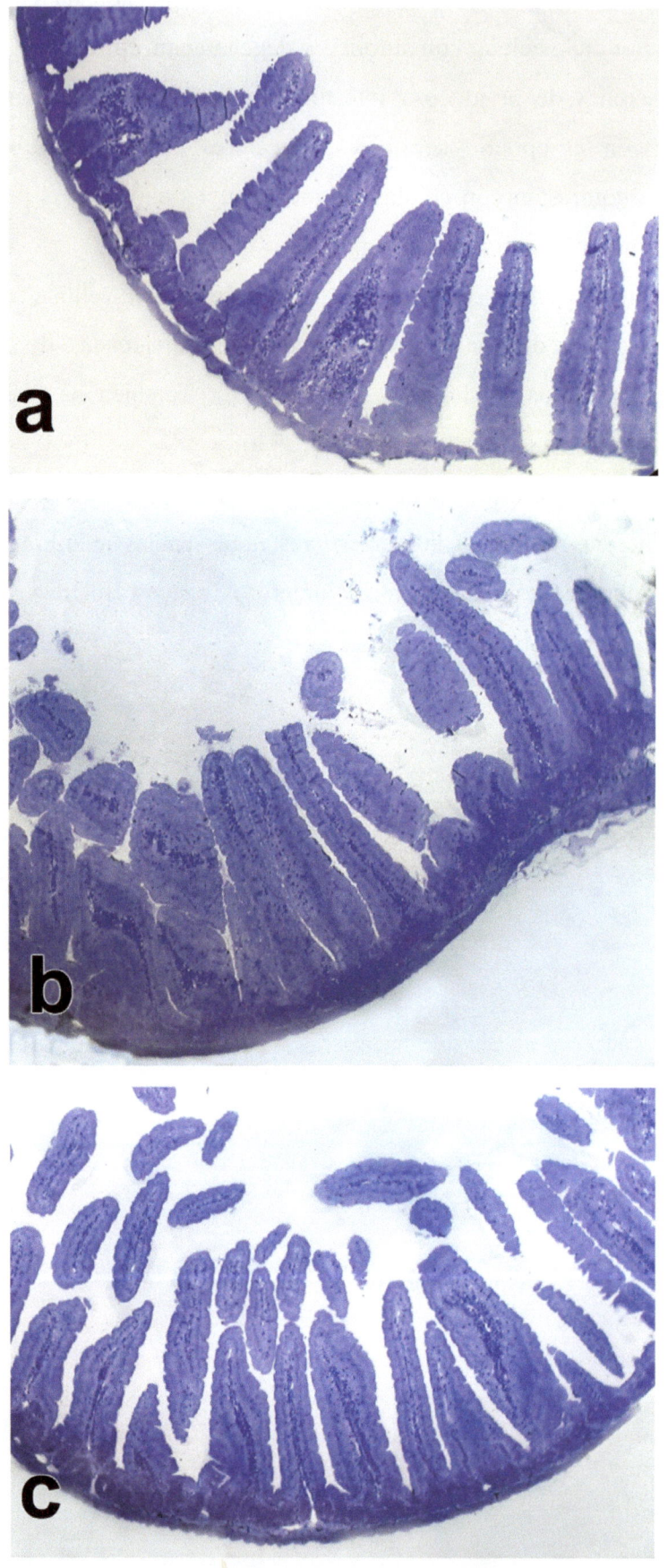

Figura 18 a b y c: Microfotografías de mucosa intestinal de tres animales sensibilizados con gliadina, desafiados con gluten/aceites de oliva de buena calidad/aceite de pescado. Si bien algunas vellosidades presentan un ensanchamiento muy leve de la lámina propria, conservan su estructura digitiforme. Araldita ATO.

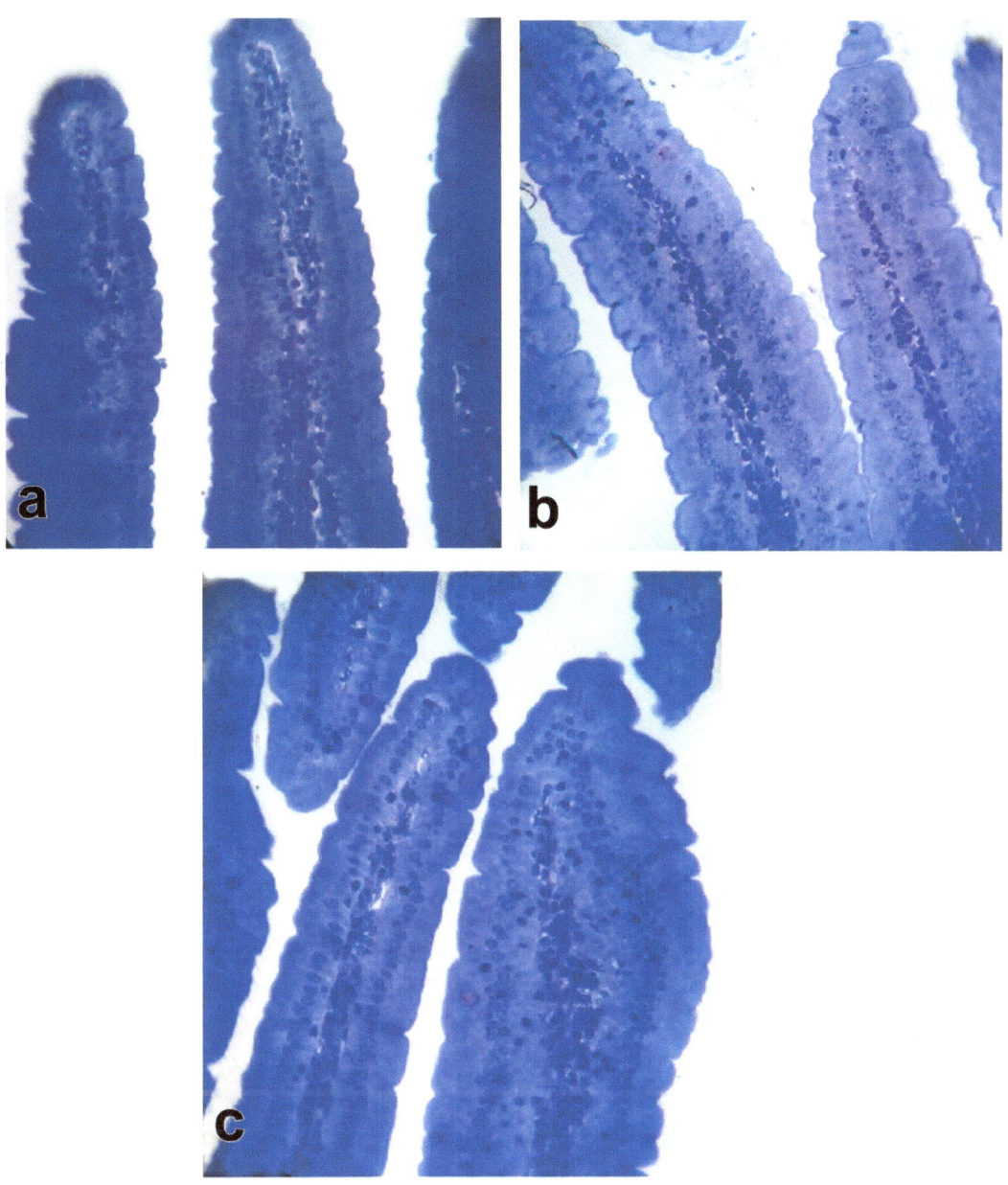

Figura 19 a b y c. Microfotografías de vellosidades intestinales de tres animales del grupo sensibilizado con gliadina, desafiado con gluten/aceite de oliva de buena calidad/aceite de pescado. Se observa el borde anfractuoso del epitelio y la presencia de chapa estriada. El eje de tejido conectivo preserva un aspecto normal. Araldita ATO.

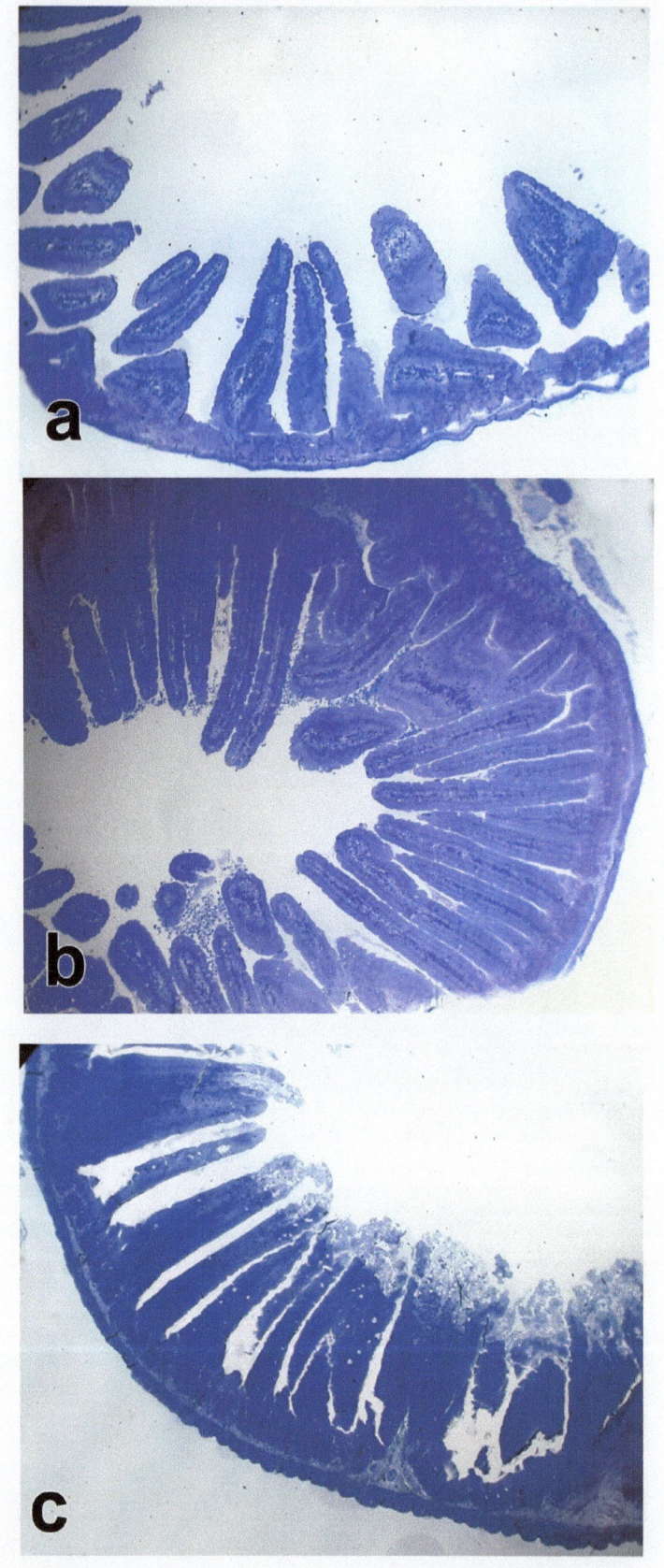

Figura 20 a b y c. Microfotografías de cortes de intestino correspondientes a tres animales del grupo sensibilizado con gliadina, desafiado con gluten/aceite de girasol. Se observan vellosidades con infiltrado inflamatorio de la lámina propria que provoca ensanchamiento de la mucosa. En uno de los casos (**c**) se observan los extremos de las vellosidades distorsionados con cambios degenerativos en la superficie epitelial. Araldita ATO.

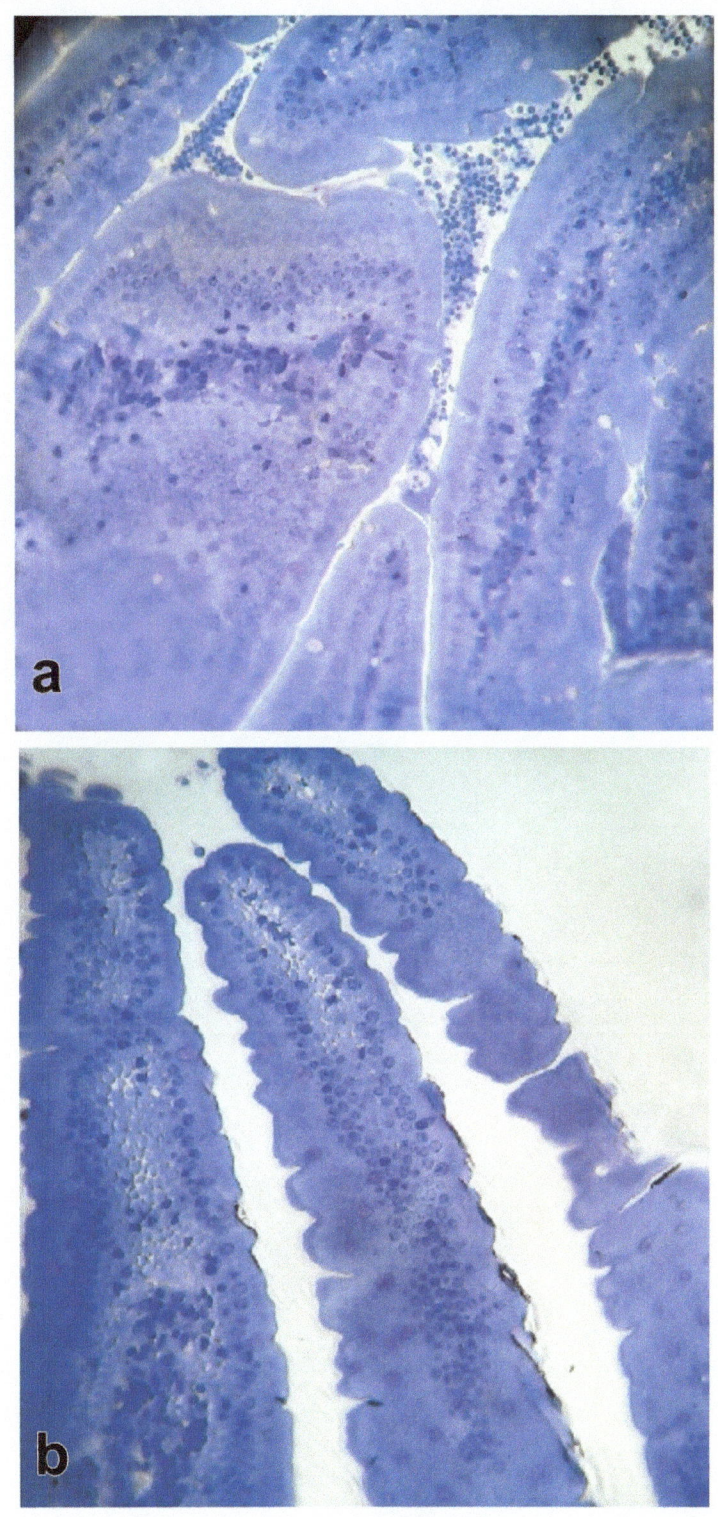

Figura 21 a y b. Microfotografías de cortes longitudinales de vellosidades intestinales del grupo sensibilizado con gliadina, desafiado con gluten/aceite de girasol. Se observa el infiltrado de la lámina propria y restos celulares en la luz. Araldita ATO.

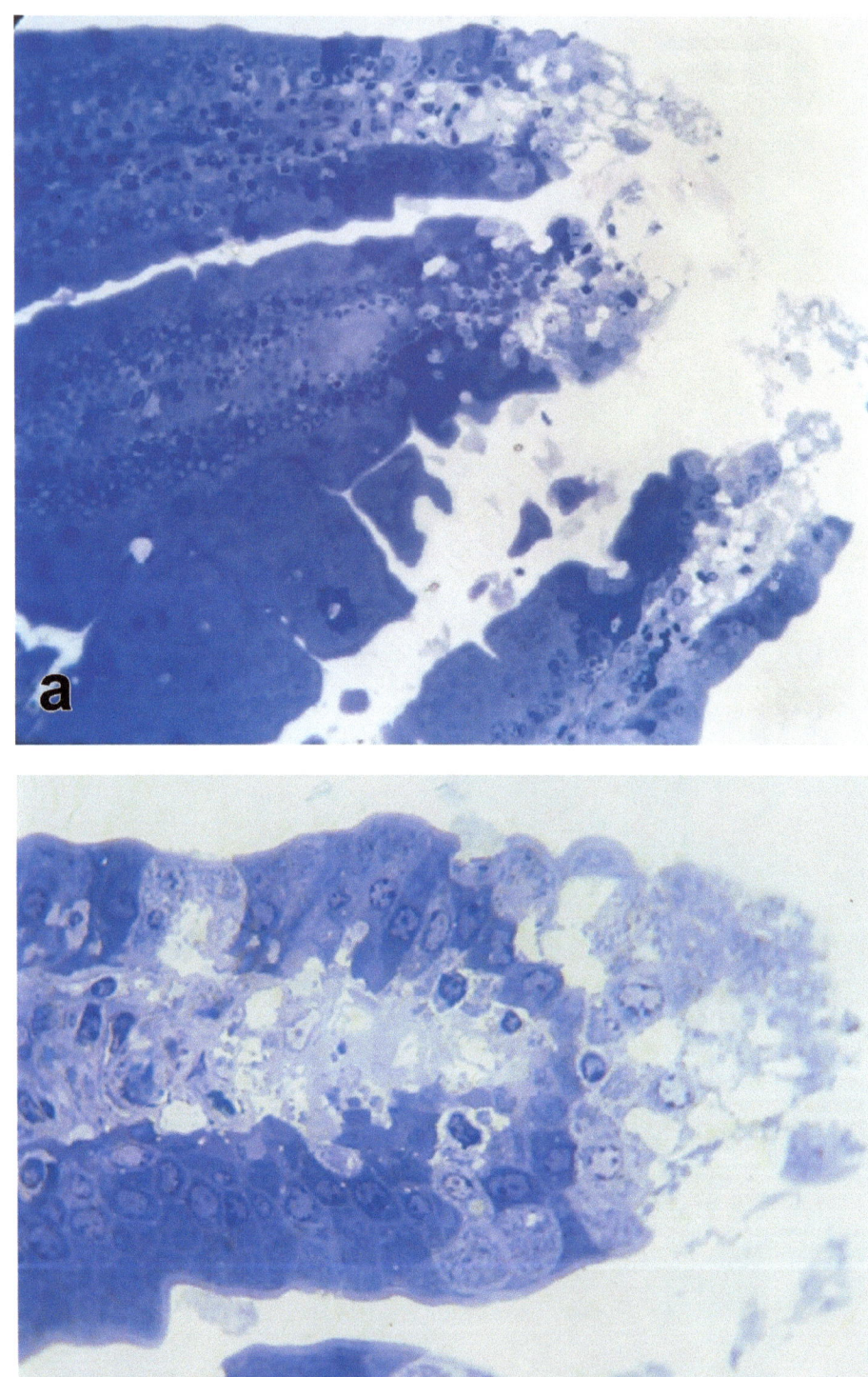

Figura 22 a y b. Microfotografías a mayor magnificación de un animal del grupo desafiado con gluten/aceite de girasol. Se visualizan procesos degenerativos en los extremos de las vellosidades, con infiltrado de la lámina propria, vacuolización de las células epiteliales con desprendimiento de las mismas. Araldita ATO.

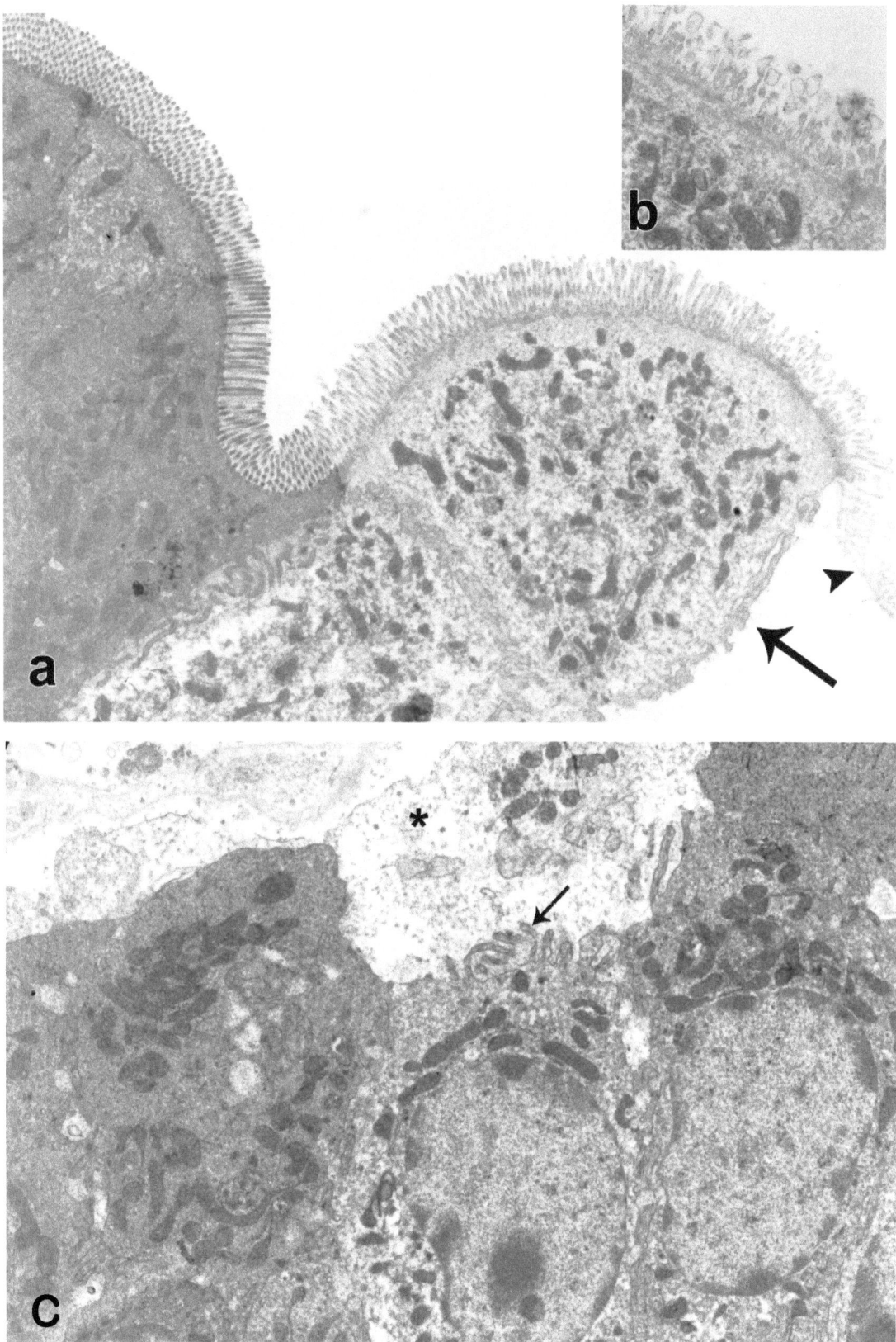

Figura 23. Micrografías electrónicas del epitelio intestinal de un ratón desafiado con gluten/aceite de girasol. **a:** Se observa parte de una célula de aspecto conservado (*)contigua a dos células alteradas, con citoplasma de menor densidad electrónica que exhiben una cara lateral libre (flechas), por desprendimiento de la célula vecina, de la cual quedan restos de la chapa estriada (cabeza de flecha). 3.600 X originales **b:** Detalle de microvellosidades distorsionadas, con extremos globosos. 10.000X originales. **c:** Extremo de una vellosidad intestinal que muestra células epiteliales con vacuolas y la superficie de desprendimiento (flechas) de células superficiales cuyos restos permanecen en la luz (*).

49

Análisis estadístico:

En los animales de los grupos sensibilizados con gliadina y desafiados con gluten con distintos tipos de grasa, se valoraron estadísticamente tres parámetros: altura de las vellosidades, ancho de las bases y espesor de la mucosa intestinal: Los datos registrados se detallan en la Tabla 1.

Tabla 1. Efecto de las grasas de la dieta en la morfología de la mucosa intestinal.

		Media	DS
Altura de vellosidades	GA	3403,6	411,6*
	GB	2840,3	570,1
Ancho de bases	GA	979,8	406,6
	GB	1184,5	414,1
Espesor de mucosa	GA	560,6	156,1*
	GB	821,3	258,6

GA: Ratones inmunizados con gliadina y desafiados con gluten/aceites de oliva y de pescado (n=3).
GB: Ratones inmunizados con gliadina desafiados con gluten/aceite de girasol (n=3).
* $P < 0,001$ vs. GB

Los animales cuya dieta contenía aceite de girasol, presentan vellosidades significativamente más bajas y una mucosa de mayor espesor que los alimentados con aceites de oliva y de pescado (Figs. 24 y 26).

Con respecto al ancho de base de las vellosidades, si bien son mayores en los animales desafiados con la dieta con aceite de girasol, la diferencia no fue estadísticamente significativa para esta variable de estudio (Fig. 25).

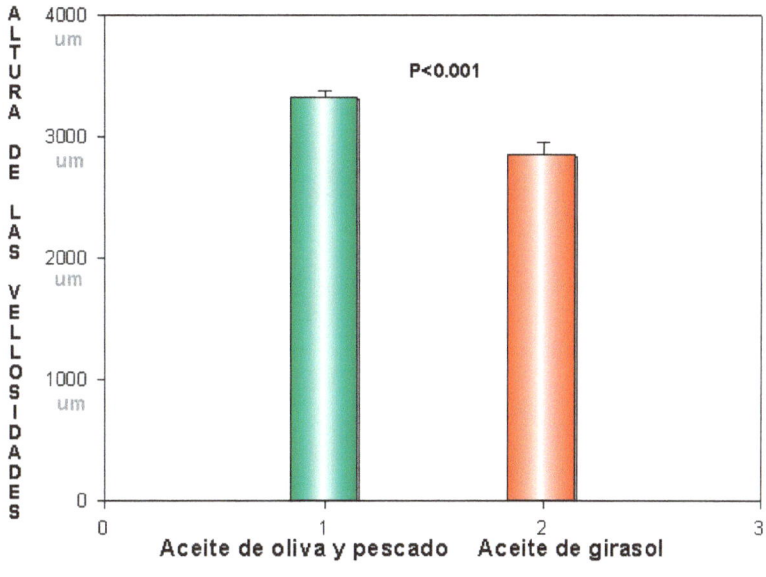

RATONES SENSIBILIZADOS CON GLIADINA

Figura 24: Altura de vellosidades intestinales de animales con distinto tipo de grasa en la dieta desafío (n=6).

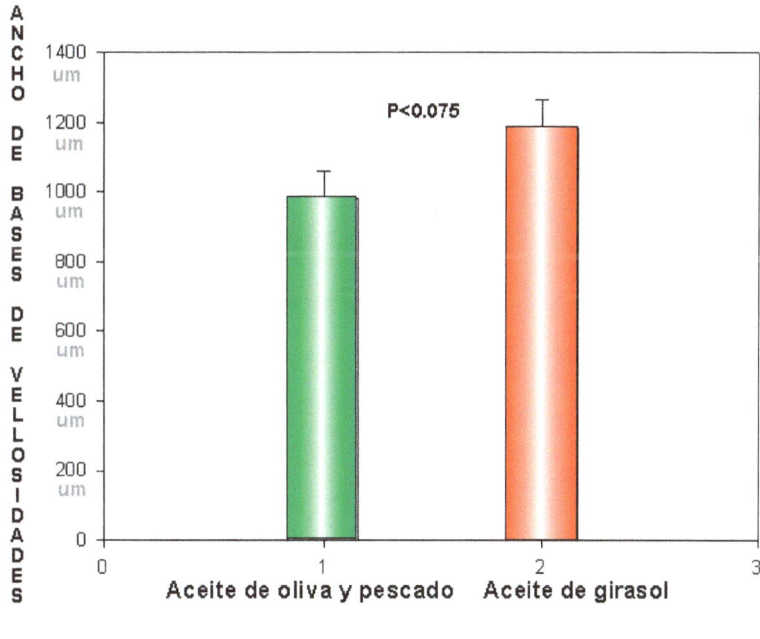

RATONES SENSIBLIZADOS CON GLIADINA

Figura 25: Ancho de bases de microvellosidades intestinales de animales desafiados con gluten y distintos tipos de aceite (n=6).

51

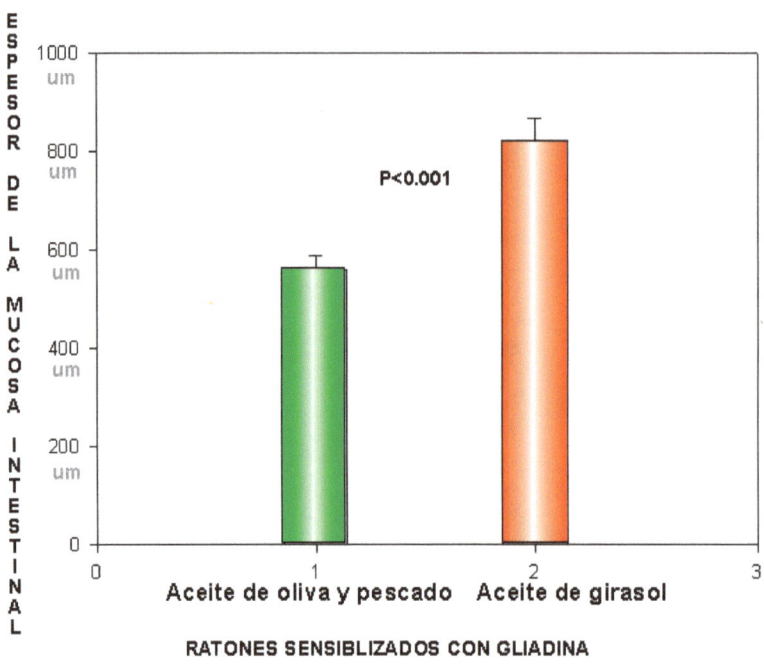

Figura 26: Espesor de la mucosa intestinal de ratones con dieta desafío suplementada con distintos tipos de grasa (n=6).

Influencia de la leche de vaca en la dieta:

A fin de estudiar el efecto de la leche vacuna de la dieta en la morfología del epitelio intestinal, se analizaron tres grupos de animales inmunosensibilizados con gliadina y desafiados con gluten con inclusión o exclusión de la misma, durante siete días

Animales desafiados con gluten/aceite de girasol/leche:

La mucosa intestinal de estos animales presenta algunas vellosidades intestinales de aspecto cónico, con ensanchamiento de la lámina propria a expensas de dilatación vascular, hemorragias, edema e infiltrado inflamatorio.

El tejido muestra en general una mayor intensidad tintorial (hipercromasia). También se observan núcleos prominentes, separación entre las células epiteliales y desprendimiento de células de la superficie (Fig. 27 y 28).

Animales desafiados con gluten/aceite de oliva calidad inferior/leche:

Las alteraciones histológicas se exacerbaron en animales cuya dieta contenía aceite de oliva de calidad inferior y leche de vaca, comprobándose un mayor grado de vacuolización celular y desprendimiento de las capas superficiales del epitelio en los extremos de las vellosidades.

Llama la atención la hipercromasia de los cortes y el mayor espacio entre las células epiteliales. En la lámina propria se observan importantes zonas de edema, congestión vascular e infiltrado inflamatorio (Fig. 29 y 30).

Animales desafiados con gluten/aceite de oliva baja calidad/exclusión de leche vacuna

En los animales en que se omitió la leche de vaca en la dieta, las vellosidades intestinales mantienen su conformación digitiforme, con bordes más anfractuosos. Hay mayor número de células caliciformes y la chapa estriada está mejor conservada. En la lámina propria aparece menos infiltrado inflamatorio y sólo escasas vellosidades presentan un ligero ensanchamiento del eje central de tejido conectivo (Figs. 31). No se observa hipercromasia ni vacuolización celular, en contraste con los grupos alimentados con dietas conteniendo leche vacuna.

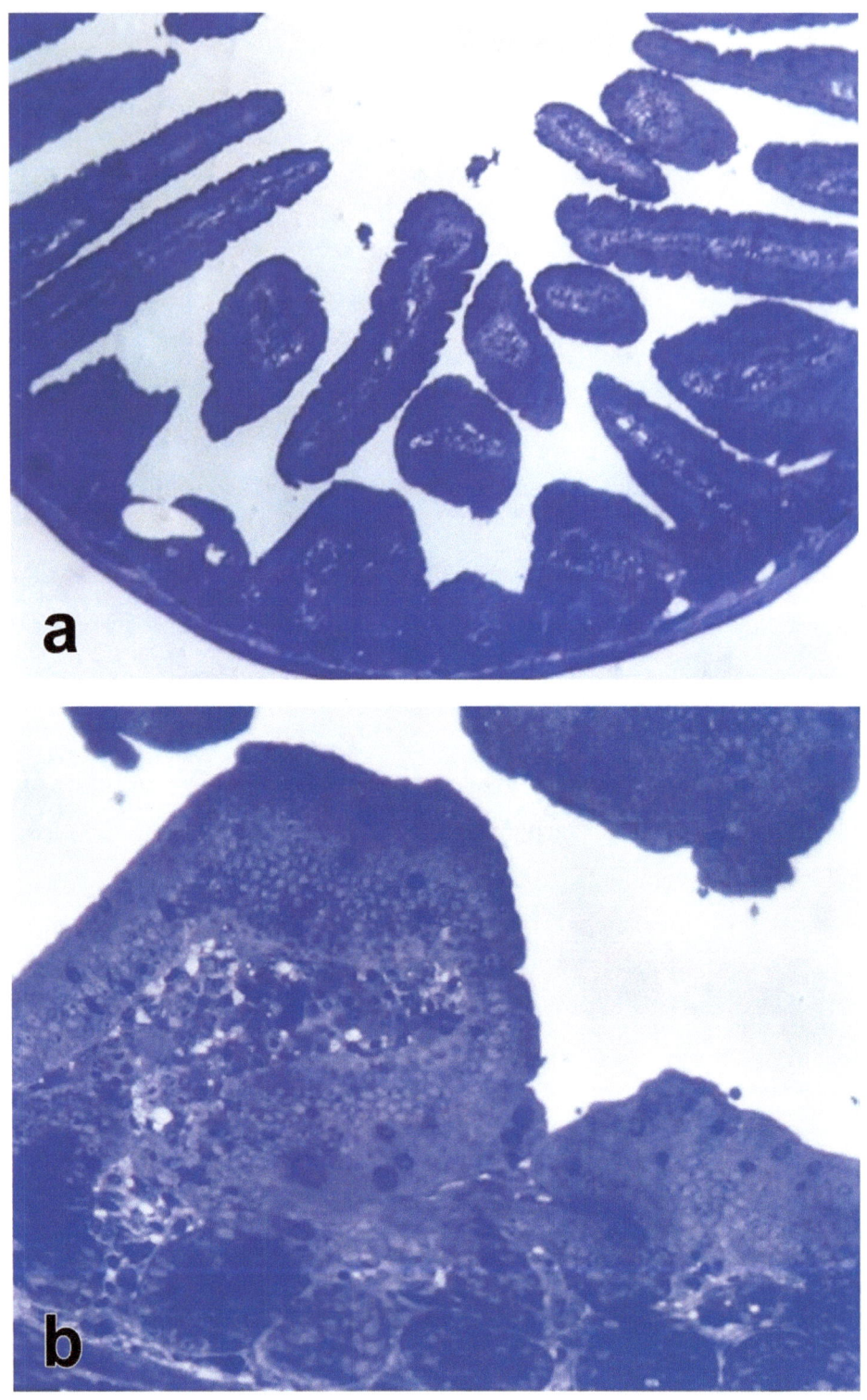

Figura 27. Microfotografías de mucosa intestinal de un animal sensibilizado con gliadina, desafiado con gluten /aceite de girasol/leche vacuna. **a**: se visualizan algunas vellosidades con bases ensanchadas. **b**: A mayor magnificación se observa infiltrado de células inflamatorias en la lámina propria y edema. Araldita ATO:

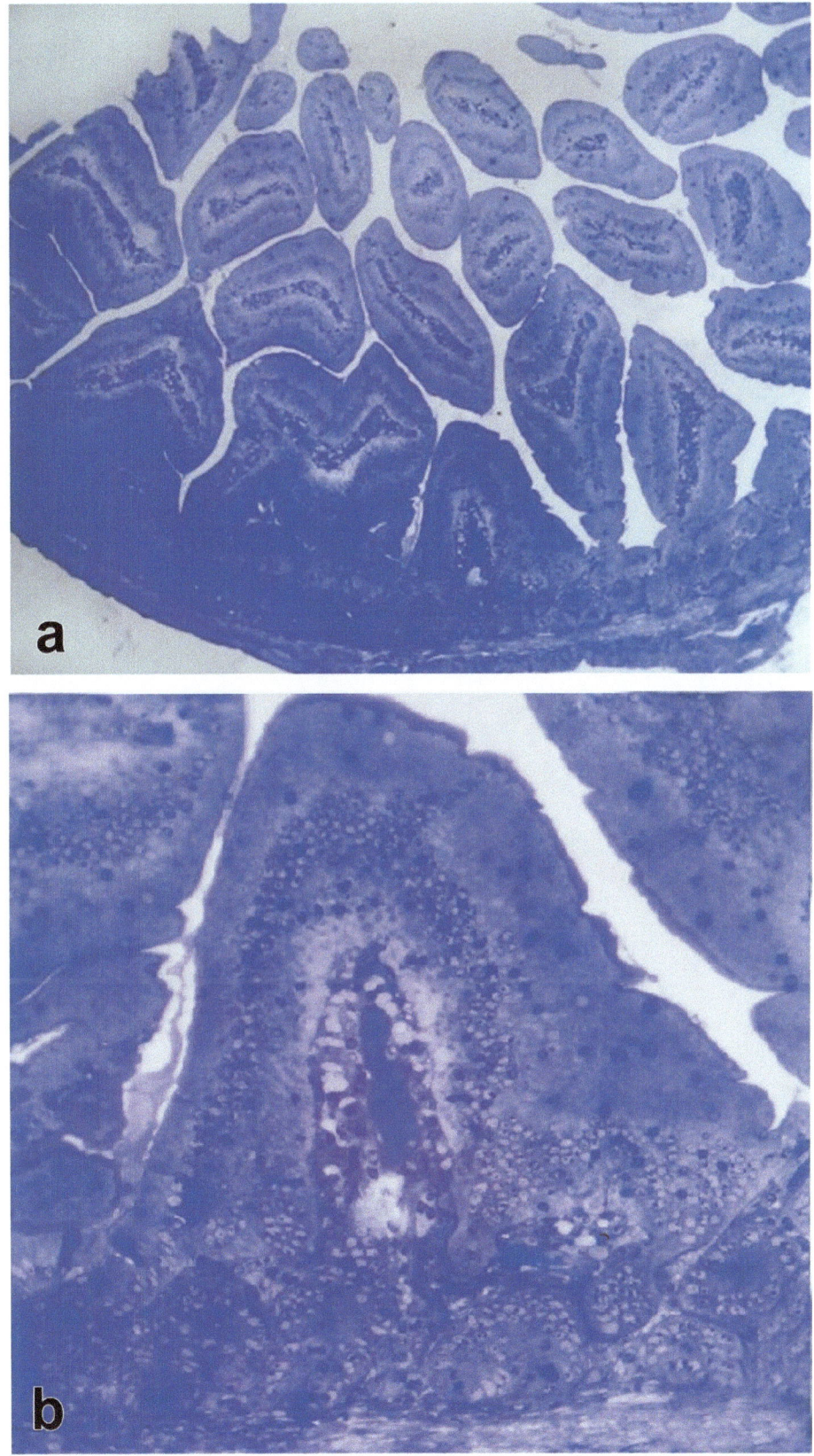

Figura 28: Sección transversal de intestino de animal inmunizado con gliadina, desafiado con gluten/aceite de girasol/leche vacuna. **a**: Las vellosidades presentan distorsión de la arquitectura con ensanchamiento de las bases. **b** A mayor magnificación se visualiza infiltrado inflamatorio en la lámina propria y edema con cambios vasculares: congestión capilar y hemorragias. Araldita ATO.

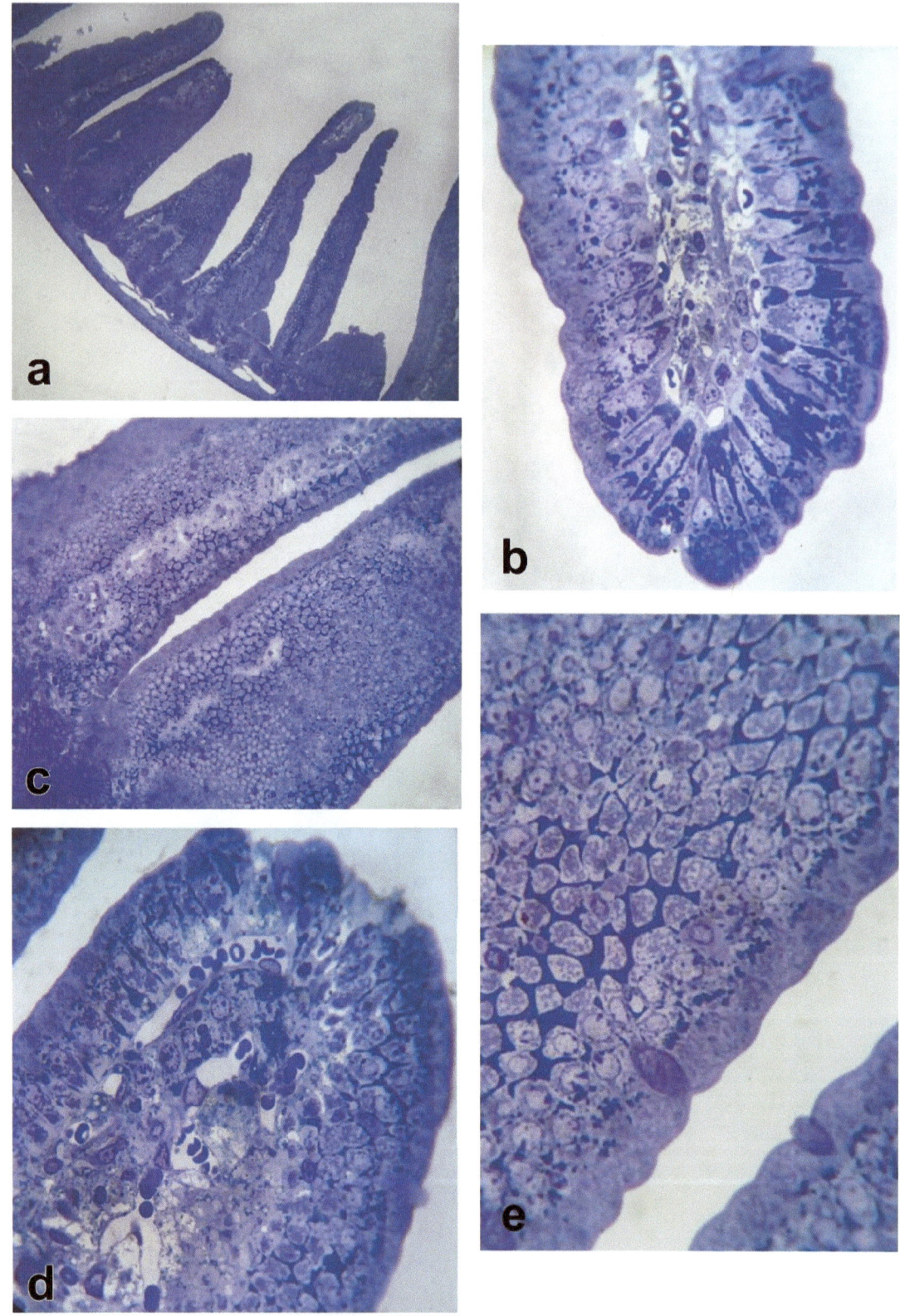

Figura 29 a-e: Microfotografías de cortes de intestino del grupo sensibilizado con gliadina desafiado con gluten/aceite de oliva de baja calidad/leche vacuna. Se observa hipercromasia celular y espaciamiento intercelular del epitelio. Hay intensa congestión vascular en la lámina propria y vacuolización citoplasmática. Araldita ATO.

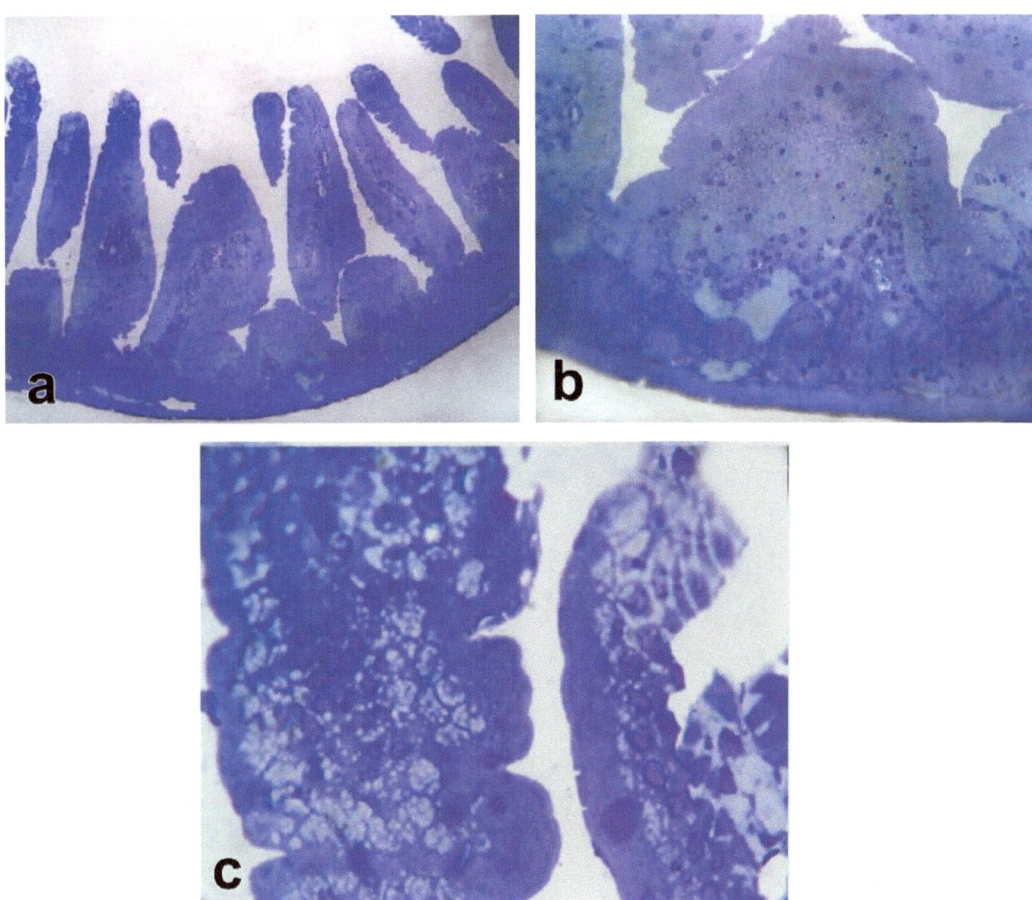

Figura 30: Microfotografías de mucosa intestinal del grupo inmunizado con gliadina desafiado con gluten/aceite de oliva de baja calidad/leche vacuna. **a:** Se observan vellosidades de bases ensanchadas. **b y c:** a mayor magnificación se visualiza en la lámina propria edema, hemorragias y marcada vacuolización citoplasmática del epitelio. Araldita ATO.

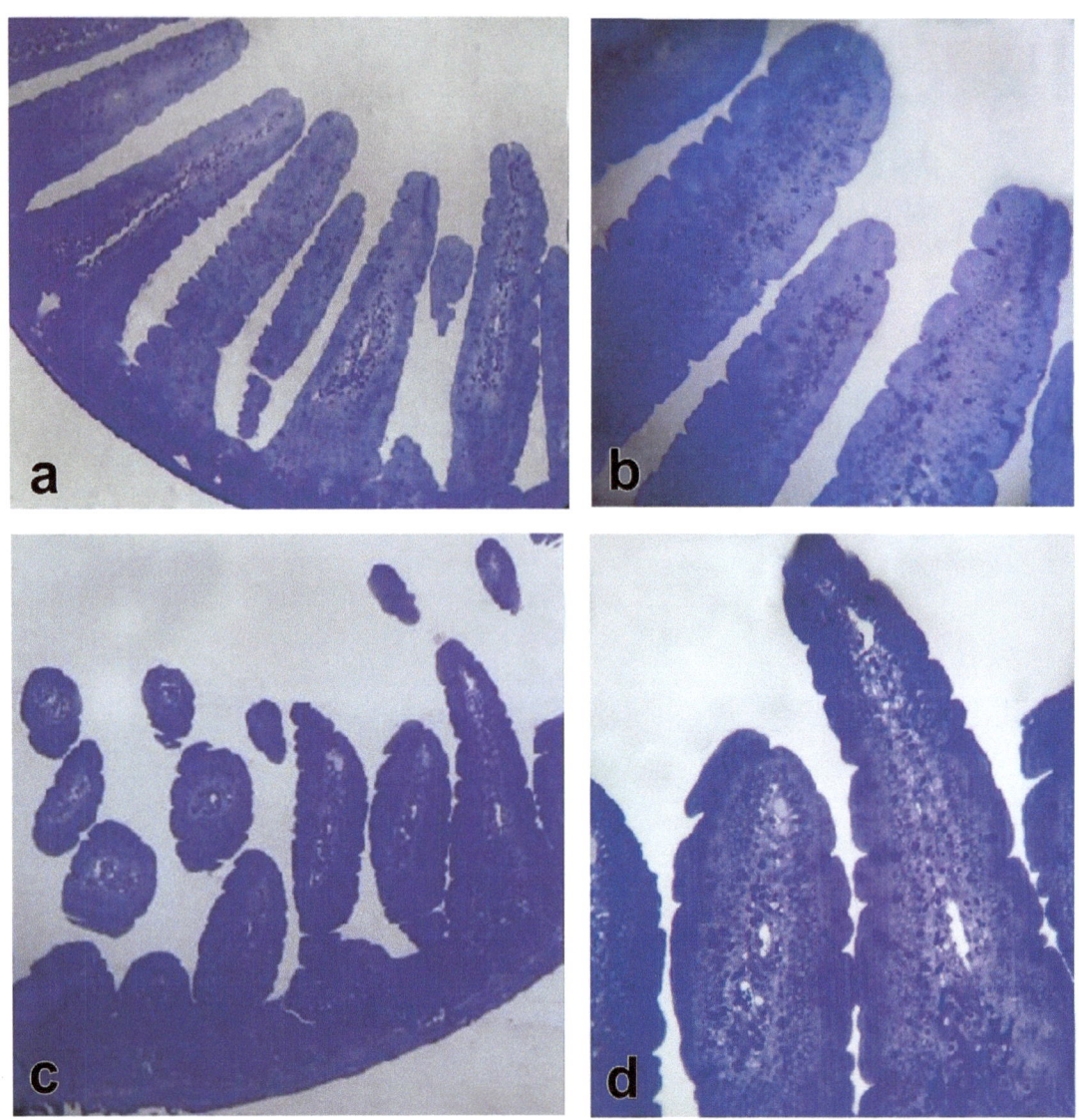

Figura 31 a-d. Microfotografías de secciones de mucosa intestinal del grupo sensibilizado con gliadina desafiado con gluten/ aceite de oliva de baja calidad/exclusión de leche vacuna. Las vellosidades conservan su altura, aspecto digitiforme y bordes anfractuosos. Escasas vellosidades presentan ligero ensanchamiento del eje central de tejido conectivo.

<u>Microscopía electrónica:</u>

Para una mejor interpretación de los resultados de esta etapa de la investigación, se estudiaron a nivel ultraestructural las características morfológicas de la mucosa intestinal de animales desafiados con gluten con inclusión o exclusión de proteínas de vaca. .

En la mucosa intestinal de animales alimentados con dieta adicionada con leche vacuna, se observan grandes glóbulos de grasa de baja densidad electrónica en los enterocitos, tanto en las zonas apical, media como basal del citoplasma. En algunas porciones del epitelio estos glóbulos lipídicos ocupan gran parte del citoplasma, distorsionando la estructura celular, quedando las organelas restringidas a pequeñas áreas perinucleares y basales. Entre las células epiteliales aparecen acúmulos de lípidos más compactos y de mayor densidad electrónica (Fig. 32). En la superficie apical se visualizan sectores con alteración de las microvellosidades, acortamiento, deformidad y separación de las mismas.

En contraste con estas alteraciones, las células epiteliales intestinales de animales inmunosensibilizados que no recibieron leche de vaca en la dieta, presentan partículas lipídicas con características y ubicación que difieren de los casos anteriores. Son más pequeñas, de diámetro similar y de mayor densidad electrónica. No se observan en el citoplasma apical sino en zonas cercanas a los núcleos de los enterocitos (Fig.33b). Así, en cortes transversales que pasan a distintos niveles de las células epiteliales, las gotas lipídicas aparecen en aquellas que incluyen secciones de núcleos (Fig. 33a).
También se visualizan acúmulos lipídicos entre las células epiteliales (espacios intercelulares) en la zona basal, en la ruta habitual de tránsito de los quilomicrones (Fig. 33c)

Las microvellosidades apicales preservan en general su estructura uniforme.
Estas observaciones a nivel de microscopia electrónica permiten destacar que la inclusión de leche vacuna en la dieta, produce mayores alteraciones en el epitelio intestinal que consisten principalmente en el almacenamiento de grandes glóbulos de sustancias lipídicas en el citoplasma, probablemente indicativo de un tránsito alterado de las mismas.

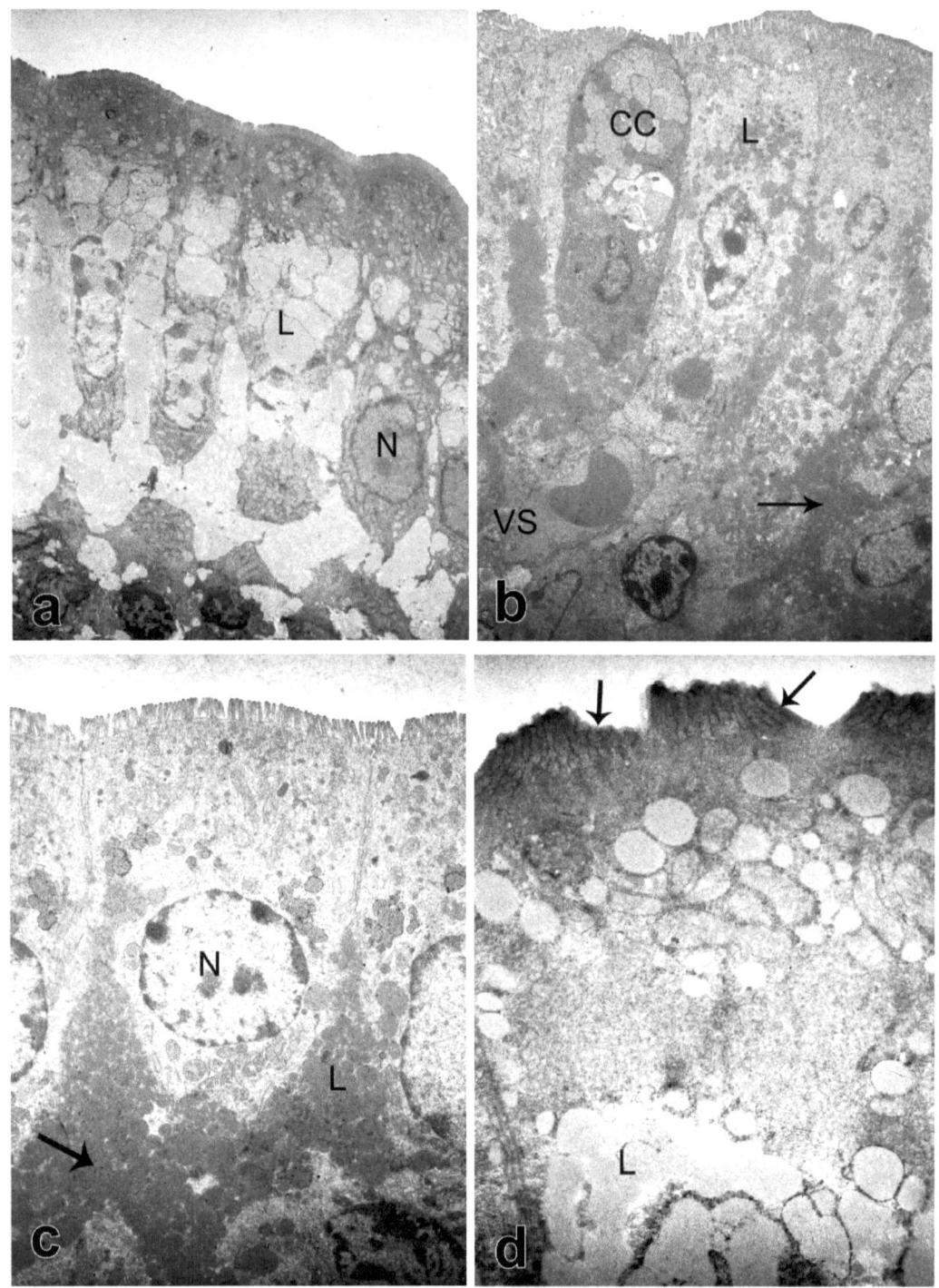

Figura 32 a-d: Micrografías electrónicas del epitelio intestinal de un ratón sensibilizado con gliadina, desafiado con gluten/aceite de oliva de baja calidad/leche vacuna. Se observan grandes glóbulos de lípidos (L) en el citoplasma. También se visualizan acúmulos lipídicos entre las células epiteliales (flechas). En algunos sectores se observa distorsión de las microvellosidades (cabeza de flecha). CC: célula caliciforme. N: núcleos. a y b: 2500X, c: 4200 y d: 15.000 originales.

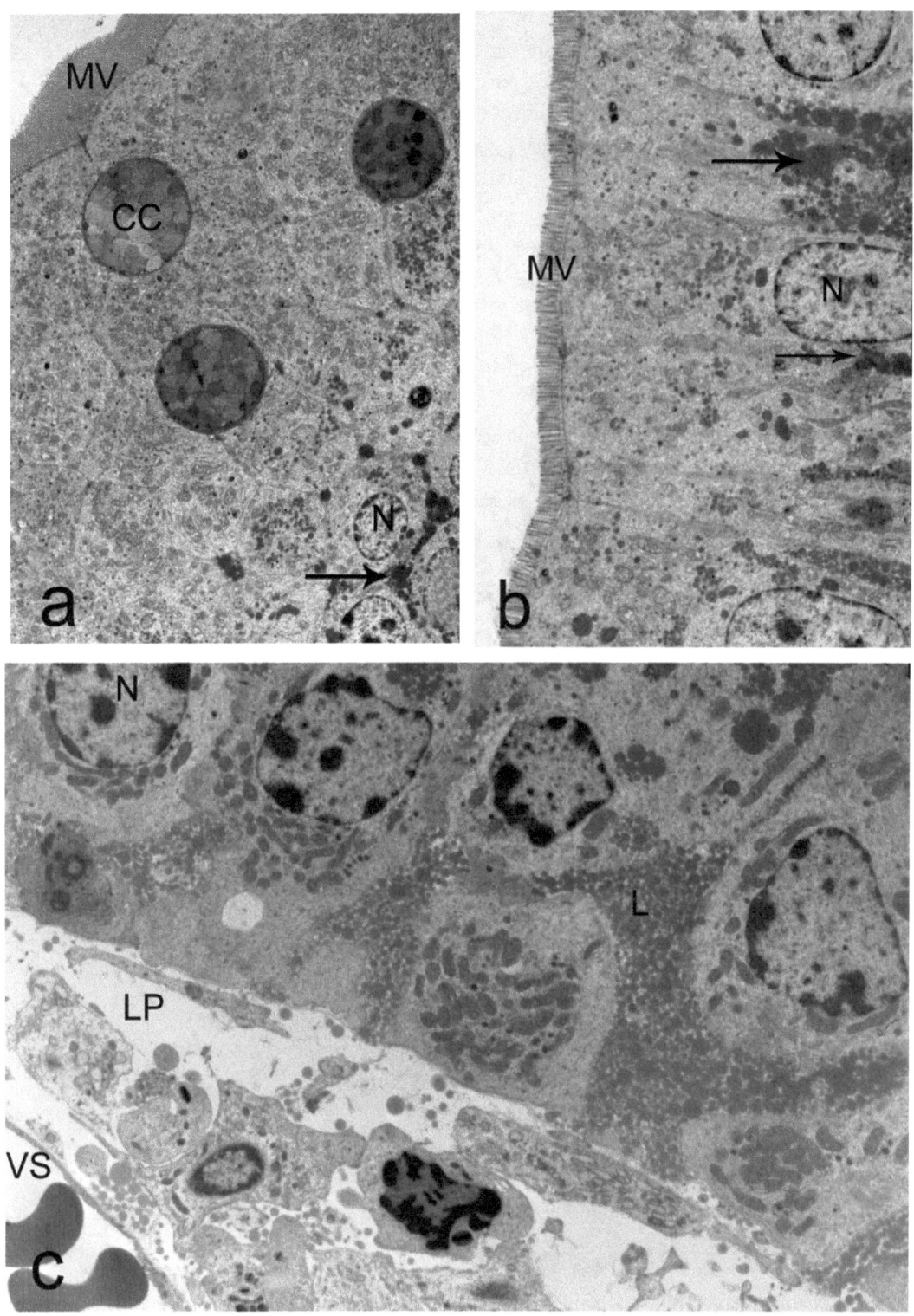

Figura 33: Micrografías electrónicas de epitelio intestinal de un ratón inmunizado con gliadina, desafiado con gluten/aceite de oliva de baja calidad con exclusión de leche vacuna. **a**: corte transversal y **b** longitudinal del epitelio donde se visualizan pequeñas gotas lipídicas de alta densidad en el citoplasma paranuclear (flechas) 2.200X originales. **c**: zona basal del epitelio con acúmulos de gotas lipídicas (L) entre las células epiteliales. . 2.800x originales. CC: célula caliciforme. VS: vaso sanguíneo. LP: lámina propria.

Casos clínicos:

Hubo mejoría clínica en el 80% de los pacientes estudiados después de la finalización de la dieta prescripta a pesar de la ingesta de trigo (desaparición de signos físicos de enfermedad y buena evolución pondoestatural). Ocho pacientes negativizaron los IgA AG, y cinco los IgG AG. Cuatro pacientes que habían mostrado resultados positivos de AE antes de la dieta, resultaron negativos luego de la misma. En el 20% restante, persistieron anticuerpos positivos y algunas manifestaciones sintomáticas. En estos casos, una biopsia del intestino proximal confirmó el diagnóstico de EC, y se indicó una dieta libre de gluten. Graficamos esta serie de 10 pacientes en la siguiente tabla.

Tabla: Hallazgos clínicos y serológicos en los pacientes estudiados.

caso	Sexo	Edad	Peso	Talla	Síntomas y Signos	Laboratorio inicial	Seguimiento
1	M	4 años y 6 meses	23,0 kg	117 cm	Meteorismo, irritabilidad y convulsions afebriles	AG IgG (+) AG IgA (+)	AG IgG (-) AG IgA (-) Sin meteorismo, no repitió convulsiones, PPEN,TAC cerebral normal
2	M	2 años y 3 meses	12,8 kg	88 cm	Gingivitis, meteorismo, dolor abdominal recurrente	AG IgG (+) AG IgA (-) AE IgG (+) AE IgA (-)	AG IgG (-) AG IgA (-) AE IgG (-) AE IgA (-) Buen estado general, PPEN
3	M	3 años y 8 meses	14,5 kg	99 cm	Diarrea y meteorismo	AG IgG (+) AG IgA (+) AE IgG (-) AE IgA (-)	AG IgG (+) AG IgA (+) AE IgG (-) AE IgA (-) EC confirmada por biopsia

4	M	2 añosy 11 meses	14,6 kg	97 cm	meteorismo, diarrea, pérdida de apetito	AG IgG (+) AG IgA (+) AE IgG (-) AE IgA (-)	AG IgG (+) AG IgA (-) AE IgG (-) AE IgA (-) Abdomen normal, PPEN
5	M	4 años y 9 meses	14,5 kg	99 cm	diarrea	AG IgG (+) AG IgA (+) AE IgG (-) AE IgA (-)	AG IgG (+) AG IgA (+) AE IgG (-) AE IgA (-) EC confirmada por biopsia.
6	M	11 años y 10 meses	40,0 kg	148 cm	Dolor abdominal recurrente y meteorismo	AG IgG (+) AG IgA (+)	AG IgG (+) AG IgA (-) Sin meteorismo, PPEN
7	M	3 años y 3 meses	18,4 kg	100 cm	meteorismo, dolor abdominal catarro y dermatitis	AG IgG (+) AG IgA (+) AE IgG (+) AE IgA (-)	AG IgG (-) AG IgA (-) AE IgG (-) AE IgA (-) EF normal con PPEN
8	M	7 años y 1 mes	24,9 kg	125 cm	meterorismo, rash y eczemas en piel	AG IgG (+) AG IgA (+)	AG IgG (+) AG IgA (-) Abdómen normal y sin dermatitis, PPEN
9	F	4 años y 6 meses	13,8 Kg	100cm	Meteorismo, dolor abdominal	AG IgA(+) AE IgA(+)	AG IgG(-) AE IgA(-) PPEN
10	M	4 añosy 8 meses	11,1 Kg	96cms	diarrea, vómitos, y meteorismo	AG IgG (+) AG IgA (+) AE IgG (+) AE IgA (+)	AG IgG (-) AG IgA (-) AE IgG (-) AE IgA (-). PPEN

Abreviaturas: M: masculino; F: femenino; AG: anticuerpos antigliadina ; AE: autoanticuerpos antiendomisio, EF exámen físico, PPEN progresión pondoestatural normal.

Cabe destacar que cuando analizamos las grasas y la leche como variables, se volvió a contrastar con animales inmunosensibilizados de la misma forma que en el grupo contrastado con avena, pero se repitió la experiencia para comparar las diferencias con hermanos, es decir, con crías de la misma camada, por eso estos últimos grupos pequeños fueron pequeños en nñumero.

DISCUSIÓN

La enfermedad celíaca (EC) es una enfermedad relacionada con alteraciones de la absorción intestinal, mediada por factores inmunológicos, en individuos genéticamente susceptibles a alimentos que contienen prolaminas de trigo, avena, cebada o centeno, y que se manifiesta con un proceso inflamatorio de la mucosa del intestino delgado.

La EC tiene una alta incidencia y una amplia variabilidad en su forma de presentación.

La lesión del revestimiento intestinal provoca un síndrome de malabsorción y éste a su vez un estado de malnutrición.

El tratamiento actual y aceptado generalmente consiste en la exclusión de por vida del gluten de la dieta de los pacientes. Hasta el presente no hay consenso sobre el potencial de toxicidad de la avena y su rol en la inducción de EC.

El estricto cumplimiento de la dieta enfrenta serias dificultades prácticas por la gran cantidad de productos comerciales que contienen esas prolaminas. Esta situación nos alentó a desarrollar nuevas investigaciones experimentales que pudieren aportar datos para una mejor interpretación de las lesiones y sus interacciones con otros factores que puedan ser críticos en la expresión y mantenimiento de la enfermedad.

Uno de las limitaciones más conspicua en el campo de la investigación de la enfermedad celíaca es la falta de un modelo animal específico, relata en una interesante investigación Shidrawi y col. (47).

Las alteraciones patológicas de la mucosa intestinal son características y se presentan con atrofia de las vellosidades intestinales, infiltración de células inflamatorias y modificación en el transporte de nutrientes y particularmente de lípidos. Muchas de estas lesiones son superponibles con las que exhiben pacientes con alergia a las proteínas de la leche de vaca. Las proteínas del gluten y la leche de vaca, además de presentar elementos comunes en su estructura molecular, provocan síntomas similares. En la preparación de los alimentos, las proteínas tienen una alta viscosidad característica que puede variar con la modificación del tipo de grasas. De este modo se podrían relacionar estos tres elementos de consumo habitual: trigo, leche y grasa.

En la fabricación del pan, las proteínas insolubles que contienen gliadina y gluteína son hidratadas, y la harina de trigo se transforma en un compuesto visco-elástico capaz de retener los gases generados durante el proceso de fermentación. Con el agregado de agua, las proteínas insolubles forman un enrejado tridimensional con puentes disulfuro y de hidrógeno. Los puentes disulfuro juegan un papel primordial en la formación del gluten.

La viscosidad del contenido intestinal reduce la digestibilidad del nitrógeno, almidón, lípidos y aminoácidos presentes en el lumen (4) porque crea una capa protectora del quimo contra la acción de las enzimas digestivas (48).

En un pH ácido la caseína de la leche se vuelve completamente insoluble debido a la formación de una red de partículas floculadas que influencian la penetración de las mismas. De este modo se conjugan características fisicoquímicas como adhesividad, viscosidad y capacidad de penetración que influyen en los procesos de digestión y absorción de nutrientes.

El desarrollo de un modelo experimental accesible, como el presentado en esta Tesis, permitió analizar estas variables y estudiar los cambios que ocurren en el intestino de animales sensibilizados cuando se combinan alimentos como los cereales, leche y grasas.

En nuestro modelo experimental, se utilizaron ratones machos y hembras de la cepa BALB, cuyas madres fueron sometidas a una dieta especial sin gluten, alimentación que también fue implementada para las crías una vez producido el destete. Estos ratones fueron inmunosensibilizados a partir de la sexta semana del destete, mediante la inyección de antígenos purificados (gliadina o avenina) y emulsionados con el adyuvante de Freund. Una inyección de refuerzo fue repetida dos semanas más tarde. La inmunoreactividad a estas proteínas fue evaluada a los quince días de la segunda inyección con la adición de las proteínas problemas a las dietas. Estas dietas de desafío fueron diferentes según el protocolo experimental; con este fin, las dietas base sin gluten fueron enriquecidas con gluten o avena, modificando la composición de las grasas con el agregado de aceite de oliva extra virgen de diferentes calidades. Finalmente también se evaluó la variable de incluir o excluir la leche de vaca de la dieta.

El epitelio de la mucosa intestinal de los ratones normales y controles de animales inmunizados con gliadina y avenina, no difieren en su organización estructural y exhiben una gran semejanza con el epitelio intestinal humano obtenido de personas normales. Las vellosidades intestinales poseen una morfología digitiforme, regular y están revestidas por epitelio cilíndrico simple de células polarizadas. Su exponente más distintivo es una cubierta regular de microvellosidades y glicocálix en su polo apical que se individualiza claramente en micrografías obtenidas con el microscopio electrónico. A nivel de microscopía fotónica esta estructura constituye el típico ribete en cepillo.

El desafío con gluten y avena en estos animales sensibilizados provoca alteraciones características en el epitelio intestinal. Las vellosidades pierden su conformación histológica típica y se vuelven más irregulares con sus bases ensanchadas, adquiriendo una forma piramidal. Además se detecta un infiltrado de células inflamatorias en la lámina propria. La observación de estas lesiones al microscopio electrónico revela cambios degenerativos de las células epiteliales con distorsión de las vellosidades, con vacuolización y acúmulos de glóbulos de lípidos en el citoplasma. Con frecuencia también se ven aglomerados compactos de lípidos en los espacios intercelulares.

Estos resultados nos permiten afirmar que con nuestros protocolos es posible lograr en ratones una adecuada sensibilización y una inmunoreactividad bien definida contra gliadina y avenina, en contraste con lo descrito por Troncone y Ferguson (58). Ellos expresaron que la inyección de gliadina purificada de por si, no era una condición suficiente para lograr una inmunoreactividad positiva. Para obtener una inmunoreactividad apropiada en ratones, estos autores realizaron una serie de estudios experimentales en los que introdujeron factores tan variables como la inducción de una reacción anafiláctica mediante la infección con larvas de Nippopastrongylus brasiliensis y la producción de reacción de injerto contra huésped a través de la inyección intraperitoneal de células esplénicas.

En nuestro estudio los primeros ensayos de sensibilización parenteral se realizaron con adyuvante de Freund incompleto, pero luego se logró un mejoramiento de la sensibilización combinando una primera inyección de adyuvante completo seguida por una segunda con adyuvante incompleto. Los adyuvantes permiten la liberación lenta del antígeno y se logra un estímulo antigénico persistente.

Habiendo logrado un modelo experimental confiable, el paso siguiente en nuestro trabajo fue evaluar la potencial toxicidad de la avena en la enfermedad celíaca.

En los últimos años, especialistas de diferentes países (14, 6, 57, 22, 50, 20) han introducido el consumo de la avena en pacientes celíacos o con dermatitis herpetiforme, tomando en consideración que diferentes estudios demostraron que una cantidad moderada de avena podía ser un alimento seguro para ellos. De acuerdo a experiencias realizadas in vivo e in vitro con distintos grupos etarios, expuestos a diferentes cantidades de avena, con una duración variable a la exposición de los desafíos arribaron a la conclusión de que la avena es un alimento aceptable para pacientes celíacos, cuya dieta alimentaria está marcada por serias restricciones. Sin embargo, aunque este tema ha sido debatido extensamente, el mismo no fue suficientemente analizado, ya que surgieron otros grupos de trabajo que demostraron efectos nocivos de la avena en personas celíacas. En relación a este tema son numerosas las publicaciones que exponen serias contradicciones con el uso de la avena. Janatuinen y col. (22, 23) describieron que los desafíos con pequeñas cantidades de avena no provocaron cambios en la arquitectura de las vellosidades de adultos celíacos. En un estudio publicado por Srinivasan y col. (50) en diez pacientes adultos con enfermedad celíaca en remisión clínica y normalización histológica se les suministró 50 g. de avena diariamente por 12 semanas mientras mantenían una dieta estricta sin gluten. El cereal fue analizado para descartar posibles contaminaciones con gluten. Pruebas clínicas y dosajes de anticuerpos antigliadina y antiendomisio fueron practicadas en forma seriada al comienzo del estudio, a 1, 4 y 12 semanas. Se tomaron biopsias endoscópicamente antes de comenzar con la administración de la avena y al final del estudio y no se detectaron alteraciones morfológicas de las vellosidades intestinales ni cambios en los parámetros de laboratorio y clínicos.

En contraste con estos resultados podemos citar a Arentz-Hansen y col. (5) quienes estudiaron a 9 pacientes adultos con enfermedad celíaca en cuya dieta fue incorporada una cantidad diaria de 50g de avena. Cuatro de estos pacientes tuvieron síntomas clínicos de enfermedad celíaca y tres de ellos presentaron la inflamación típica de la enfermedad a partir de la exposición a la avena. También fueron encontradas alteraciones en la mucosa intestinal por Leone y col. (26), quienes observaron en muestras de biopsia intestinal que las prolaminas de la avena pueden causar una reacción inmune.

El aporte que realizamos en torno a este debate con nuestro modelo experimental, es que las alteraciones histopatológicas de la mucosa intestinal fueron detectadas, tanto en ratones desafiados con trigo, como en los desafiados con avena. La administración parenteral de avenina seguida de las dietas desafío provocó una desorganización de la estructura vellositaria con la misma dosis que lo hizo la sensibilización con gliadina. La respuesta que logramos al incorporar las proteínas inmunogénicas fue comparable tanto en el grupo que recibió una dieta rica en gluten como con avena. El protocolo de administración de los inmunógenos, utilizado para lograr la sensibilización de esas proteínas en ratones, fue similar a las dosis y vías de administración descriptas por Troncone y Ferguson (58).

Por otro lado, en esta investigación comprobamos además de la gran semejanza en la reactividad intestinal en los desafíos con gliadina y avenina, una reactividad cruzada entre ambas proteínas, con lo cual podemos comprender mejor el rol de la avena en la patogénesis de la enfermedad celíaca e interpretar las discrepancias en las discusiones generadas por este mecanismo inmunológico.

La reactividad cruzada entre prolaminas ha sido también motivo de diversas controversias. Las observaciones registradas en la enfermedad celíaca exhiben una cierta similitud con el comportamiento detectado en pacientes con alergia al polen de gramíneas, los que manifiestan también una ostensible reactividad cruzada con distintos tipos de pólenes. Hardman y col. (20) estudiaron diez pacientes adultos (siete hombres y tres mujeres) con una edad media de 58 años afectados de dermatitis herpetiforme, confirmada microscópicamente en biopsias de piel. Estos pacientes fueron sometidos a una estricta dieta sin gluten y luego se les adicionó avena controlada rigurosamente de posibles contaminaciones. Bajo estas condiciones y por el término de 12 semanas no detectaron efectos adversos de la avena en las pruebas serológicas (anticuerpos antigliadina, antireticulina y antiendomisio) ni en las biopsias de intestino y piel. Parnell, Ellis y Ciclitira (37) en una carta al Editor sobre el artículo de Hardman y col. sugirieron que moderadas cantidades de avena podrían ser incluidas en la dieta de pacientes con EC. Sin embargo, ellos consideran imprudente aconsejar a pacientes sensibles al gluten que la avena pueda ser suministrada en forma segura. Manifiestan, además, que la ausencia de toxicidad de la avena no ha sido demostrada claramente aún. En una contrarréplica a estos autores Hardman y Fry (20) describen la posibilidad de desarrollar anticuerpos monoclonales contra epitopes tan pequeños con sólo 6 residuos aminoácidos y que los anticuerpos contra fragmentos de 19 aminoácidos pueden no ser específicos para enfermedad celíaca ya que el epitope más conocido como activo es el de 12 aminoácidos. Un resultado similar fue descripto por Ellis y col. (15) pero utilizando como material inmunogénico un fragmento de gliadina con una secuencia de mayor tamaño (19 aminoácidos), que exhibe una reactividad más intensa a los péptidos de avena.

Hardman y Fry (20) refieren que si bien el tamaño de los epitopes tendría relación con la reactividad cruzada entre gliadina y avenina, los anticuerpos monoclonales contra péptidos enteropáticos del trigo no prueban la toxicidad de la avena. Sostienen además que péptidos de distinta naturaleza pueden ser absorbidos en los pacientes con EC e inducir la producción de anticuerpos, aunque aclaran que hasta el presente, no hay evidencia de que estos anticuerpos puedan tener un rol patogénico primario.

Como observación clínica, los efectos de la avena sobre la sintomatología de pacientes celíacos fueron descriptos inicialmente por Dicke y col. (12) en niños celíacos detectando una esteatorrea que se manifiesta con la introducción de avena en la dieta. Posteriormente, Baker y col. (6) verificaron alteraciones en D-xilosa al incorporar avena durante el seguimiento de 12 pacientes celíacos adultos y niños. Por otro lado Picarelli y col. (41) describieron que en cultivos de especimenes de biopsias de mucosa duodenal de pacientes celíacos en remisión clínica, no se detectaron por inmunofluorescencia indirecta anticuerpos antiendomisio en el líquido sobrenadante de dichos cultivos luego de incubarlos 72 horas en medios con altas concentraciones de avenina (2g/l).

Una investigación publicada por Lundin y col. de la Universidad de Oslo, con la participación de la Unidad de Gluten del Centro Nacional de Biotecnología (CSIC) de España, bajo la dirección de Enrique Méndez, confirmó por primera vez el desarrollo de síntomas de malabsorción y deterioro de la mucosa intestinal en un enfermo celíaco provocado por el consumo de avena (27). Para esta investigación se seleccionaron 19 pacientes adultos con enfermedad celíaca a quienes se les suministraron 50 gramos de avena diarios durante 12 semanas. El equipo español analizó los componentes de las diferentes avenas disponibles y se seleccionó una de ellas en la que no se comprobó la contaminación con trigo, cebada o centeno. Uno de los pacientes celíacos fue sensible a la avena y la biopsia intestinal mostró que la avena provocó una atrofia parcial de la mucosa intestinal, la que fue superada con la supresión de la avena de la dieta, pero presentó una recidiva con atrofia subtotal de las vellosidades intestinales y una dermatitis aguda cuando la avena fue reincorporada a su alimentación.

Como un nuevo aporte, luego de realizada esta tesis, se determinó que tanto la gliadina como la avenina son potencialmente tóxicas para pacientes celíacos. Durante la manipulación de estas proteínas, comprobamos que la gliadina tiene más viscosidad y capacidad de adhesividad lo cual, en lo cotidiano, puede hacer que se necesiten más cantidades de avena que de trigo para producir lesiones en individuos sensibilizados.
En una segunda etapa de esta investigación se estudió una posible interacción de los lípidos en la enfermedad celíaca. Con este propósito se examinaron los cambios en la morfometría intestinal provocados por el tipo y calidad de las grasas incorporadas a las

dietas de desafío en ratones sensibilizados con gliadina. En los últimos años se han publicado muchas y variadas investigaciones en torno a los lípidos de la dieta para evaluar el rol que éstos pudieran tener en ciertas patologías intestinales. Asi, por ejemplo, Bellido y col. (7) observaron en ocho voluntarios normolipémicos que la citotoxicidad, medida como actividad de LDH, inducida por las lipoproteínas ricas en triglicéridos determinadas tras la ingesta de una comida con manteca, fue superior a la producida por una comida rica en aceite de oliva virgen y nueces. Hennig y col. (21) estudiaron la disrupción de la barrera endotelial por remanentes lipolíticos de una dieta rica en lipoproteínas. Rocío Abia y col. (1) observaron que los quilomicrones formados tras la dieta de aceite de girasol permanecieron más tiempo en sangre que los generados en la dieta con aceite de oliva virgen.

En presencia de moléculas lipídicas, el agua fuerza a las moléculas hidrofóbicas hacia el interior de una estructura en forma de jaula que reduce la movilidad de los lípidos. Las colas hidrofóbicas, tienden a interaccionar entre sí, creando un espacio hidrofóbico del que el agua es excluída, y en el que pueden también quedar atrapadas otras moléculas hidrofóbicas, mientras que la cabeza polar interacciona con el agua (42).

El efecto hidrofóbico es el responsable de que en presencia de agua los lípidos anfipáticos expongan la importante propiedad de su autoestructuración que da lugar a tres tipos de estructuras distintas: monocapas, micelas y bicapas o vesículas.

En condiciones inflamatorias se observa un edema de las vellosidades intestinales por acumulación del líquido intersticial, esta situación puede provocar una alteración en la absorción y tránsito de los lípidos en el epitelio intestinal, capaz de interaccionar directamente con los daños estructurales del tejido.

Motivados por estos trabajos decidimos investigar la absorción de los lípidos a nivel intestinal, en animales inmunosensibilizados con gliadina y desafiados con una dieta con gluten.

Nuestros resultados demostraron una estrecha correlación entre la desorganización de la arquitectura vellositaria y el tipo de grasa incorporada a la dieta. Las alteraciones de las vellosidades intestinales que observamos fueron más prominentes cuando se utilizó aceite de girasol y se constató una protección de la morfología intestinal cuando la principal fuente de grasas en la dieta fue el aceite de oliva de buena calidad y el aceite de pescado. El grupo de trabajo de Lavado y col. (25) describió que el ácido oleico inhibe la permeabilidad de las uniones comunicantes intercelulares en astrocitos de rata en cultivo primario.

En relación a la investigación que realizamos en esta área, cabe recordar que el ácido oleico presente en ciertos aceites vegetales como el de oliva, el de aguacate y en menor proporción en el de semillas de uvas, es un ácido graso monoinsaturado que tiene un enlace doble próximo al centro de la cadena hidrocarbonada, característica que causa un torcimiento en la molécula. Algunos ácidos grasos tienen más de un enlace doble, son individualizados como ácidos grasos poli-insaturados, es decir tienen torcimientos múltiples. Estos giros evitan que las moléculas se empaqueten apretadamente (42). Esta particularidad sugiere que los lípidos ricos en ácidos grasos poliinsaturados como el aceite de girasol seguirían una vía de tránsito diferente en el enterocito.

Con el desafío con dietas ricas en gluten y aceite de girasol de ratones inmunosensibilizados a gliadina, comprobamos lesiones intestinales caracterizadas por edema, congestión vascular e infiltrado inflamatorio, además de grandes conglomerados de glóbulos de grasa en el citoplasma de las células epiteliales y en los espacios intercelulares que se extienden hasta zonas próximas a la superficie apical del epitelio. Esta particularidad permite especular que el edema inicialmente restringido a la lámina propria de la mucosa puede alcanzar en estos casos zonas más superficiales del epitelio intestinal provocando una rémora en el tránsito de los lípidos, la que a su vez contribuye a una mayor desorganización de la arquitectura de las vellosidades intestinales.

El hallazgo de grandes glóbulos de grasa en el epitelio de biopsias de pacientes celíacos y con alergia a las proteínas de la leche de vaca fue descrito por Variend y col. (60). Los gránulos más pequeños en las zonas más profundas de la lámina propria han sido asociados al síndrome postenteritis y a una deficiencia de lactasa.

En los ratones inmunosensibilizados con gliadina y desafiados con gluten, se detectó una disminución en el número y tamaño de la inclusiones lipídicas en la mucosa intestinal cuando se excluyó de la dieta la leche de vaca y se reemplazó el aceite de girasol por aceite de oliva.

En esta última etapa de la investigación sobre la enfermedad celíaca se trasladó la información obtenida experimentalmente a la práctica clínica personal. Se observó que pacientes con anticuerpos de alta especificidad positivos para enfermedad celíaca como los IgA antigliadina, antiendomisio y en algún caso los antitransglutaminasa tisular, con signos clínicos tales como meteorismo, desaceleración pondoestatural, convulsiones afebriles, infección respiratoria recurrente, diarrea y constipación, fueron sometidos a una dieta completa con gluten, pero con exclusión de leche vacuna y una disminución de la ingesta de carne de vaca. Este protocolo permitió revertir los síntomas de la enfermedad y una observación imprevista fue la negativización en algunos de ellos de los anticuerpos antigliadina y antiendomisio en sangre, a pesar de que los pacientes continuaron con el consumo de trigo. Esta dieta se mantuvo, en promedio, por un período inicial de dos meses antes de tomar la decisión de proceder a obtener las biopsias para diagnóstico de enfermedad celíaca e indicar una dieta permanente sin gluten. En muchos de estos pacientes se sigue una conducta expectante en relación a la biopsia intestinal, ya que se encuentran en buen estado de salud y con anticuerpos negativos contra, mientras siguen una dieta con gluten sin proteína vacuna o muy pobre en ella con suplementos de calcio y vitamina D.

Es posible que estos resultados puedan ser considerados como evidencia de patogenicidad de péptidos de una naturaleza distinta a la del trigo, como los de la leche de vaca.

Nuestras observaciones permiten concluir que la intolerancia a la leche de vaca sería no sólo un disparador más de la enfermedad celíaca o una consecuencia de la misma, sino también uno de los principales factores que producen la enfermedad en individuos genéticamente predispuestos, lo cual tiene una fuerte implicancia en el protocolo diagnóstico actual.

Luego de finalizar este trabajo de investigación y de realizar un análisis de los resultados, cabe acotar que no sólo el trigo y la avena tienen un rol importante en la patogénesis de la enfermedad celíaca, sino que otras moléculas como las proteínas de la leche de vaca y los lípidos, podrían estar desempeñando un papel protagónico en esta enfermedad. Esto nos sugiere que ante un paciente con los síntomas y signos de enfermedad celíaca quizás sea prudente tomar un tiempo razonable de observación, excluir los derivados de las proteínas de la leche y carne de vaca, recomendar el uso de aceites de buena calidad, y en este marco volver a examinar clínicamente y mediante laboratorio a los pacientes. Si persiste alguna alteración a pesar de estas medidas, solicitar la biopsia intestinal. De este modo los resultados serán más precisos y podremos indicar con mayor fundamento la dieta a seguir.

Los hallazgos experimentales ya llevados a la práctica clínica están permitiendo revertir las alteraciones inmunológicas y clínicas en algunos pacientes que tiempo atrás hubieran sido rotulados como celíacos, sin necesidad de excluir el trigo de la dieta. Esto deja las bases de un nuevo e interesante debate sobre alergia alimentaria y brinda un modelo experimental adecuado para la realización de nuevos aportes sobre esta temática.

Personalmente considero de alto valor los hallazgos que contribuyan a ampliar los conocimientos actuales sobre una enfermedad autoinmune que se trata con cambios en los hábitos alimentarios.

CONCLUSIÓN

Los protocolos de sensibilización con gliadina y avenina mediante la inmunización parenteral seguida de las dietas desafío, fueron eficaces para lograr un modelo experimental bien estandarizado en animales de laboratorio, que podrá ser reproducido en nuevas investigaciones relacionadas con la absorción intestinal y la alergia alimentaria.

Las alteraciones histopatológicas fueron observadas no sólo en los desafíos con gluten sino también con avena, y estos cambios fueron más evidentes cuando el desafío en la dieta se realizó en forma cruzada con la proteína inversa a la utilizada para la inmunización. De este modo se comprueba la patogenicidad de la avena en la enfermedad celíaca, haciendo un importante aporte a la discusión actual generada sobre esta temática a nivel mundial.

La modificación de los aceites utilizados en la dieta desafío, provocó distintos grados de lesión intestinal siendo mayor con aceite de girasol o de oliva de baja calidad, en comparación al aceite de oliva de buena calidad combinado con aceite de pescado. Este hallazgo fue trasladado a la práctica clínica aconsejando a pacientes que estaban sensibilizándose al gluten, a no ingerir aceites de baja calidad sobre todo asociados a alimentos con harina dc trigo, lo cual ayudó a revertir la intolerancia.

La exclusión de leche de vaca de la dieta desafío con gluten, en animales sensibilizados con gliadina, ocasionó lesiones de menor intensidad a nivel de las vellosidades intestinales. Esto permite sugerir la participación de la leche de vaca en la patogénesis de la EC.

Los resultados obtenidos en este trabajo de investigación sobre la enfermedad celíaca, muestran evidencias histológicas que moléculas diferentes a las prolaminas de los cereales, como las grasas de aceites vegetales y las proteínas de la leche de vaca, pueden acompañar al trigo en la génesis de esta patología.

ANEXO

Una historia para compartir

Un día, me ocurrió algo que resume mi deseo de compartir este libro con ustedes. Estando en el consultorio, le indiqué a un paciente realizarse una biopsia de intestino, ya que seguí el protocolo que recomendé de excluir leche y mejorar aceites y al repetir sus anticuerpos contra el trigo siguieron positivos a pesar de notar una mejoría clínica. El paciente no volvió por un largo tiempo. Casi un año después, un adolescente vino a la consulta y me dijo, - Dra., me había quedado sin obra social, por eso no vine más, pero ahora ya la tengo nuevamente y regresé. Me preocupé bastante y le dije, tenías los análisis positivos, aún los más específicos, - ¿por qué no viniste para que busquemos una solución? Y me dijo, - No se preocupe Dra., yo me siento muy bien. - Y qué dieta estás haciendo?, pregunté. A lo que me respondió - como gluten, pero no tomo leche, cuido los aceites y tomo el calcio y la vitamina. - Bueno, le dije. Pero hay que hacer los análisis prequirúrgicos y de paso repetir los anticuerpos, pensando en pedirle la endoscopía.

Para mi sorpresa, este paciente que se veía bien , se sentía bien y crecía bien, tenía todos sus anticuerpos negativos comiendo gluten. - ¿Por qué iba yo entonces a pedirle una biopsia? Lo seguí controlando, anda muy bien y si no se hubiera quedado sin mutual se hubiera hecho la biopsia cuando tenía todo positivo, con lo que seguramente hubiéramos encontrado lesión y le hubiera indicado una dieta de por vida sin gluten.

Cuántos interrogantes…Cuántas puertas que se abren para debatir… Complejo, pero con una luz de esperanza.

BIBLIOGRAFÍA

1-Abia R., Perona J., Pacheco Y., Montero E., Muriano F., Ruiz Gutierrez V. 1999. Postprandial triacilglycerols from dietary virgin olive oil are selectively cleared in humans. J Nutr 129:2184-2191.

2-Ammerman AJ., Cavalli-Sforza LL. 1971. Measuring the rate of spread of early farming in Europe Man 6:674-671.

3-Annison G. 1991. Relationship between the levels of solublenonstarch polysaccharides and the apparent metabolizable energy of wheats assayed in broiles chikens. J Agric Food Chem 39:1252-1256.

4-Arentz-Hansen H., Fleckenstein B., Molberg O., Scott H., Koning F., Jung G., Roepstorff P., Lundin KEA., Sollid M. 2004. The Molecular Basis for Oat Intolerance in Patients with Celiac Disease .PLoS Med. 1:84-92.

5-Astruc J. 1760. Diarrhea of infants. Capítulo XVIII. Traité des maladies des Femmes. París. Segunda Edición.

6-Baker PG., Read AE. 1976. Oats and barley toxicity in celiac patients. Postgrad Med J 52:264-8.

7-Bellido C., López M., Blanco J-Colio LM., Pérez-Martínez P., Suriana FJ., Martín – Ventura JL. 2004. Butter and walnuts, but not olive oil, elicit postprandial activation of nuclear transcription factor kappa B in peripheral blood mononuclear cells from healthy male volunteers .Am J Clin Nutr 80:1487-91.

8-Cappadocia A. 100. Corpus Medicorum Graecorum II. Hude C. Segunda Edición. Academia de Ciencias de Berlín .

9-Charbonier L., Jos J., Mougenot JF., Mosse J. 1980. Comparative toxicity of different cereals for subjects intolerant of gluten. Reprod Nutr Dev 20:1369-77.

10-Chorzelski TP., Beutner EH., Sulej J., Tchorzewska H., Jablonska H., Kumar V., Kapuscinska A. 1984. IgA anti-endomysium antibody. A new immunological marker of dermatitis herpetiformis and celiac disease. Br J Dermatol 111:395-402.

11-De Robertis E., Hib J. 2004. Fundamentos de Biología celular y molecular de De Robertis. Editorial El Ateneo. Cuarta Edición . Bs As. Argentina.

12-Dicke WK., Weigers HA., Van de Kamer JH.. 1953.The presence in wheat of a factor having a deleterious effect in cases of celiac disease .Coeliac DiseaseII. Acta Paediatr Scandinavica (Uppsala) 42:34-42.

13-Dietrich W., Ehnis T., Bauer M. 1997. Identification of tissue transglutaminase as the autoantigen of coeliac disease. Nature Med 3:797-801.

14-Dissanayake AS., Truelove SC., Whitehead R. 1974. Lack of harmful effect of oats on small-intestinal mucosa in celiac disease. Br Med J 4:189-91.

15-Ellis HJ., Freedman AR., Ciclitira PJ. 1989.The production and characterisation of monoclonal antibodies to wheat gliadin peptides. J Immunol Methods 120:17-22.

16-Fennema OR. 1985. Introducción a la Ciencia de los Alimentos. Editorial Reverté. Barcelona.

17-Gartner LP., Hiatt JL. 1997. Histología texto y atlas Editorial Mc Graw-Hill Interamericana traducido de la primera edición en inglés. México.

18-Gee SJ. 1888. On the Coeliac affection. St Bartolomew´s Hosp Rep 24:17-20.

19-Hadjivassiliou M., Gibson A., Davies- Jones GA., Lobo AJ., Stephenson TJ., Milford –Ward A. 1996. Does cryptic gluten sensitivity play a part in neurological illness? Lancet 347:369-371.

20-Hardman CM., Garioch JJ., Leonard JN. ,Thomas HJW., Walker M., Path FRC., Lortan JE., Lister A., Fry L., MD. 1997. Absence of toxicity of oats in patients with dermatitis herpetiformis. N Engl J Med 337:1884-1887.

21-Hennig B., Chung BH., Watkins BA. 1992. Disruption of endothelial barrier function by lipolytic remmants of trigliceride-rich lipoproteins. Atherosclerosis 95:235-247.

22-Janatuinen EK., Pikkaraines PH., Kemppainen TA., KosmoV-M., Jarvinem RMK., Matti IJ., Julkunen RJK. 1995. A comparison of diets with and without oats in adults with celiac disease. N Engl J Med 333:1033-1037.

23-Janatuinen EK., Kemppoinen TA. 2000. Lack of cellular and humoral immunological responses to oats in adults with coeliac disease. Gut 46:327-31.

24-Köhler P., Belitz H-D., Wieser H. 1993. Disulphide bonds in wheat gluten: further cystine peptides from high molecular weight and low molecular weight subunits of glutenin and from γ-gliadins. Z Lebensm Unters Forsch 196:239-247.

25-Lavado E., Sánchez-Abarca LI., Tabernero A., Bolaños JP., Medina JM. 1996. Efecto del ácido oleico sobre la comunicación intercelular en astrocitos de rata durante el desarrollo. *Ars Pharmaceutica* 37:739-751 .

26-Leone NA., Mazzarella G., Ciacci C., y col. 1996. Oats prolamines in Vitro activate intestinal cell-mediated immunity in coeliac disease. In: Collin P., Maki M., eds. All on

Coeliac Disease. Free Paper Abstracts Seventh International Symposium on Coeliac Disease September 5-7 Tampere, Finland.

27-Lundin KEA., Nilsen EM., Scott HG., Loberg EM., Gjoen A., Brotlie J., Mendez SkarVE., Lovik A., Kett K. 2003. Oats induced villous atrophy in celiac disease. Gut 52:1649-1652.

28-Mackey J., Treem WR., Worley G., Money A Hart P Kishnani PS. 2001. Frequency of celiac disease in individuals with Down syndrome in the United States. Clin Pediatr (Phila). 40:249-252.

29-Maiuri L., Ciacci C., Auricchio S., Brown V., Quaratino S., Londei M. 2000. Interleukin 15 mediates epithelial changes in celiac disease. Gastroenterology 119:996-1006.

30-McDonald WC., Dobbins WO III., Rubin CE..1965. Studies of the familial nature of celiac sprue using biopsy of the small intestine. N Engl J Med 272:448-456.

31-Maluenda C., Phllips AD., Briddon A., Walker-Smith JA. 1984. Quantitative analysis of small intestinal mucosa in cow's milk sensitive enteropathy. J Pediatr Gastroenterol Nutr 3:349-356.

32-Manuel García M. 2003. La enfermedad celíaca hoy. Vox Paediatrica 1:37-42.

33-Marsh MN. 1992. Gluten, major histocompatibility complex, and the small intestine. A molecular and immunobiologic approach to the spectrum of gluten sensivity ("celiac sprue"). Gastroenterology 102:330-54.

34-Maurano F., Siciliano RA D., De Giulio B., Luongo D., Mazzeo MF., Troncone R., Auricchio S., Rossi M. 2001. Intranasal administration of one alpha gliadin can down regulate the Immune reponse to a whole gliadin in mice. Scand J Immunol 53:290-295.

35-Meeuwisse GW. 1970. Diagnostic criteria in celiac disease. Acta Paediatr Scand 59:461-465.

36-Melter M., Belitz H-D., Gellerman B., Wieser H., Stern M. 1988. Hadling of gliadin peptides B1-B4 and of cow's milk proteins by rat jejunum gut sacs. J Pediatr Gastroenterol Nutr 7:196-202.

37-Parnell N., Ellis HJ. Ciclitira P. 1998. Absence of toxicity of oats in patients with dermatitis herpetiformis. Correspondence. N England J Med 338:1470-1471.

38-Paulley JW. 1954. Observations on the aetiology of idiopathic steatorrhoea. Br Med J 2:1318-1321.

39-Perez-Moreno M., Jamora C. 2003. Fuchs E. Sticky business: orchestrating cellular signals at adherens junctions. Cell. 112:535-548.

40-Phillips AD., Rice SJ., France NE., Walker-Smith JA. 1979. Small intestinal intraepithelial lymphocyte levels in cow's milk protein intolerance. Gut 20:509-12.

41-Picarelli A., Di Tola M., Sabbatella L., Gabrielli F., Di Cello T., Anania MC., Mastracchio A., Silano M., De Vincenzi M. 2001. Immunologic evidence of no harmful effect of oats in celiac disease. Am J Clin Nutr 74:137-40.

42-Porter HP., Saunders DR., Tytget G., Brunser O., Rubin CE. 1971. Fat absortion in bile fistula man. A morphological and biochemical study. Gastroenterology 60:1008-1019.

43-Purves W., Sadava D., Orians G., Heller HC. 2003. Vida Sexta Edición. La Ciencia de la Biología. Editorial Médica Panamericana. España. Cap.3, Macromoléculas su química y biología p49-50.

44-Reunala T., Collin P. 1997. Diseases associated with dermatitis herpetiformis. Br J Dermatol 136:315-318.

45-Ribes-Konickx C., Gilian JP., Polanco I., Peña AS. 1984. IgA Antigliadin Antibodies in Cloeliac and Inflamatory Bowel Disease. J Pediatr Gastroenterol Nutr 3:676-682.

46-Schmitz J. 1997. Lack of oats toxicity in celiac disease. Br Med J 314:159-160.

47-Shidrawi RG., Day P., Przemioslo R., Ellis HJ., Nelufer SH., Ciclitira PJ. 1995. In vitro toxicity of gluten peptides in celiac disease assessed by organ culture. Scand J Gastroenterol 30:758-763.

48-Simon O. 1998. The mode of action of NSP hidrolysing enzymes in the gastrointestinal tract. J Anim Feed Sci 7:115-125.

49-Sollid LM. 2002. Coeliac disease: dissecting a complex inflammatory disorder. Nat Rev Immunol. 2:647-655.

50-Srinivasan U., Leonard N., Jones E. 1996. Absence of toxicity of oats in adult celiac disease. Br Med J 313:1300-1301.

51-Srinivasan U., y col. 1999. Lactase enzyme, detected immunohistochemically, is lost in active disease, but unaffected by oats challenge. Am J Gastroenterology 94:2936-2941.

52-Talal AH., Murria JA., Goeken JA., Sivitz WI. 1997. Celiac disease in an adult population with insulin-dependent diabetes mellitus: use of endomysial antibody testing. Am J Gastroenterol 92:1280-1284.

53-Thaysen EH. 1935. Ten cases of idiopathic steatorrhea. Q J Med 4: 359-365.

54-Thompson T. 1997. Do oats toxicity in celiac disease. Br Med J 314:159.

55-Triboi E., Abad A., Micheleno A., Lloveras J., Pllier JL., Daniel C. 2000. Enviromental effects on the quality of two wheat genotypes quantitative and qualitative variation of storage proteins. European Journal of Agronomy13:47-64.

56-Trier JS., Allan CH., Abrahamson DR., Hagen SJ. 1990. Epithelial basement membrane of mouse jejunum. Evidence for laminin turnover along the entire crypt-villus axis. J Clin Invest 86:87-95.

57-Troncone R., Auricchio S., De Vincenzi M., Donatiello A., Farris E., Silano V..1987. An analysis of cereals that react with serum antibodies in patients with coeliac disease. Pediatr Gastroenterol Nutr 6:346-350.

58-Troncone R., Ferguson A. 1991. Animal model of gluten induced enteropathy in mice. Gut 32:871-875.

59-Van Belzen MJ., Koeleman BP., Crusius JB., Meijer JW., Bardoel AF., Pearson PL., Sandkuijl LA., Houwen RH., Wijmenga C. 2004. Defining the contribution of the HLA region to cis DQ2-positive coeliac disease patients. Genes Immun 5:215-20.

60-Variend S., Placzeck M., Fraafat., Walker-Smith..1984. Small intestinal mucosal fat in childhood enteropathies. J Clin Pathol 37:373-377.

61-Verbeke SP., GotteLand MR., Fernández M., Brunser OT. 2001. Papel del tejido conectivo en la morfología y función de la mucosa intestinal. Su importancia en la patogenia de la enfermedad celíaca. Rev Méd Chile 129:1333-1342.

62-Walker-Smith J., Murch S. 1999. Coeliac Disease. Disease of Small Intestine in Childhood. Fourth Edition . Isis Medical Media Ltd 235-277.

63-Wieser H. 1996. Relation between gliadin structure and celiac toxicity. Acta Pediatr Suppl 412:3-9.

64-Wieser H. 1998. Investigations on the extractability of gluten proteins from wheat bread in comparison with flour. Z Lebensm Unters Forsch 207:128-132.

65-Wieser H. 1998. Investigations on the extractability of gluten proteins from bread whet in comparison with flour. Z Lebensm Unters Forsch 207:128-132.

66-Yu KCW., Mamo JCL. 1996. Killing of arterial smooth muscle cells by chilomicron remmants. Biochem Biophys Res Commun 220:68-71.